살려줘요 인공관절

살려줘요 인공관절

신경호 지음 | 오준호 공저 | 김동환 감수

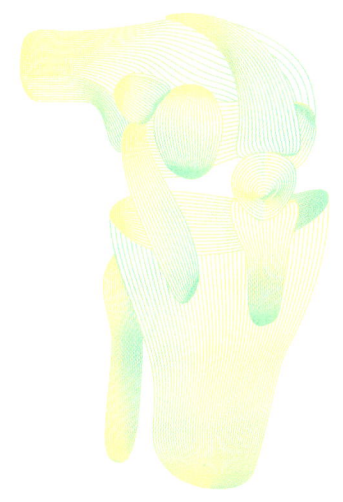

중앙생활사

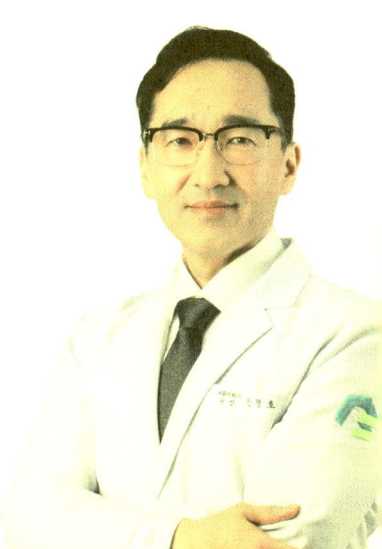

◉ 추천의 글 ◉

    우리나라는 이제 65세 이상 인구가 1,000만 명을 넘어 세계에서 유례없이 빠르게 초고령 사회로 진입하였습니다.
    100세 시대를 맞이한 초고령 사회에서 나타나는 문제점은 건강 연령이 생물학적 연령보다 짧다는 것입니다. 현재 우리나라 평균수명은 83세인데 건강 연령은 73세입니다. 약 10년간을 건강하지 못한 상태로 지내게 됩니다. 여러 가지 건강요인이 있겠지만 무릎 통증으로 건강하게 지내지 못하는 경우도 많습니다.
    그러나 우리나라는 의술이 발달하여서 무릎 관절이 아픈 많은 환자들이 재활 치료를 받은 후 정상적으로 일상생활을 지내고 있습니다. 재활 치료에도 불구하고 계속 무릎 관절의 골관절염이 진행될 때는 정형외과에서 무릎 인공관절 치환 수술을 하면 다시 건강하게 일상생활을 할 수 있게 됩니다.
    무릎 관절 통증의 재활 치료는 치료 방법이 다양하고 복잡합니다. 그리고 무릎 인공관절 치환술 후의 재활 치료도 매우 중요한데 재활 치료의 자세한 방법이 잘 알려지지 않았습니다.
    신경호 원장이 집필한 이 책은 다양하고 복잡한 무릎 관절의 수술 전 재활 치료에 관하여 신경호 원장의 경험을 바탕으로 상세하게 기술하고 있습니다. 무릎 인공관절 치환 수술의 진행, 수술 후의 관리와 재활 치료까지 상세하게 기록하고 있습니다. 이 책은 수술 전부터 수술 후 일상생활로 돌아가기까지 치료의 전 과정을 쉽고 이해하기 좋게 설명하고 있어서 재활의학 전문의뿐만 아니라 일반 환자들에게도 크게 도움이 될 것으로 생각됩니다.

매일 병원에서 환자 진료에 바쁠 텐데도 이렇게 훌륭한 책을 집필한 신경호 원장에게 축하를 드립니다.

— **박창일**(전세계재활의학회 회장, 연세대학교 의과대학 재활의학교실 명예교수)

저자는 무릎 근골격계와 신경계 통증 재활에 20년 가까이 몸담으면서 명의로 정평이 나 있다. 명의라 하면 자기가 평생을 연마하는 그 전공 의료분야에 대한 확고한 철학, 인간애, 환자의 고통에 대한 공감, 또 미래 의료 환경의 변화에 대한 예지들도 축적되어야 할 것이다. 그런 의미에서 신경호 원장은 그의 저서를 통해 무릎 인공관절 재활에 대한 통찰로 누구나 피할 수 없고 두려우면서도 극복해야 할 주제에 대해 편안한 접근법을 알려준다.

이를 통해 무릎 관절 수술 그 자체에만 한정되지 않고 수술 이후의 회복력과 이와 연관된 라이프의 운영 등을 포괄적으로 설명해 주는 혜안도 얻을 수 있다. 특히 고령화, 기후변화, 인공지능의 시대에 직간접으로 영향을 받는 우리 인체, 특히 그 핵심축인 무릎의 건강한 관리에 대한 지침서가 될 것이다.

필자는 의학 분야뿐 아니라 인문학 분야에도 조예가 깊고 따뜻한 인성을 가진 사람으로 이러한 면모가 어찌 보면 딱딱할 수 있는 의료 서적의 페이지를 편하고 재미있게 넘길 수 있도록 해주기 때문에 더욱 일독을 권한다.

— **조환익**(전 한국전력사장)

나이가 들면서 흔하게 진행하는 통증 부위가 무릎이다. 노화로 인하여 연골이 서서히 닳아 없어지는 골관절염은 정도의 차이가 있으나 나이가 들수록 여성 노인들이 자주 경험하는 무릎 통증이다. 이를 예방하거나 극복하기 위하여 전문의들이 많은 연구와 노력하고 있으나 무릎 골관절염 환자에게 상세하고 쉽게 접할 수 있는 책을 구하기란 어려운 현실이다.

재활의학과 전문의인 신경호 원장은 30년간의 임상경험을 바탕으로 진찰실에서 환자로부터 자주 듣는 무릎 골관절염에 대한 질문의 답을 그대로 이 책에 서술하였다. 골관절염의 예방, 무릎 통증 감소를 위하여 일상생활 중에 주의해야 할 무릎 보호 및 도구 사용법, 골관절염의 약물 치료 효과와 부작용, 인공관절수술 전·후 시기별 환자들이 경험하는 임상 증상과 원인 설명, 주의사항, 재활 및 운동법 등의 전반적인 재활치료에 대하여 현실성 있게 설명되어 있다.

병실이나 외래에서 환자나 보호자에게 자세히 설명하기 어려운 의학용어를 나이 든 환자가 이해하기 쉽도록 생활용어로 적절하고 상세하게 설명하였으며, 사진과 그림을 첨부하여 난이도를 낮추는 데 노력하였다. 특히 무릎의 인공관절수술 전부터 준비해야 하는 운동과 마음 자세, 수술 후 일상생활로 돌아가는 과정에서 겪어야 하는 통증과 장애를 극복하는 과정, 관절 구축과 근육의 위축 예방법, 침대에서의 기초 운동법, 간단한 도구를 이용한 무릎 근력강화운동 및 관절운동 범위 증진 운동, 일상생활에서의 주의사항 및 극복하는 방법, "이런 거 물어봐도 될까요?" 등을 쉽고 구체적이며 그림과 함께 운동이나 일상생활 동작을 설명하여 누구든지 쉽게 접할 수 있는 책을 만날 수 있어 감사드립니다.

— **김희상**(전 경희대병원 재활의학과 과장 및 주임교수, 전 대한재활의학회 회장)

우리는 누구나 언젠가 인공관절 수술을 마주할 수 있습니다. 그 순간 가장 필요한 것은 정보보다 용기이고, 기술보다 공감입니다. 이 책은 수술을 앞둔 불안, 결정을 내리는 용기, 회복을 향한 준비까지 전 여정을 환자의 눈높이에서 따뜻하고 과학적으로 풀어낸 인생 전략서입니다. 무릎 관절의 고통 속에서도 다시 걷게 만드는 이 책은, 위기에서 다시 일어서는 '벤처 정신'의 건강한 메타포이기도 합니다.

산업에서든 삶에서든 '재기(再起)'는 준비된 사람에게 옵니다. 이 책은 그 준비의 언어이자, 회복의 동반자입니다.

― **장흥순**(벤처기업협회 명예회장, 전 서강대학교 기술경영전문대학원 교수)

수술하지 않는 재활의학전문의가 본인의 실제 진료 경험을 바탕으로 인공관절 수술과 함께 수술 전후의 관리, 무릎 주사 치료, 재활 치료 및 추적관찰의 내용에 관해 합당한 근거를 제시하면서 자세한 설명과 함께 알기 쉽게 정리한 내용이다. 한번 잡으면 놓기 힘들 수 있으니 화장실 갈 때 가져가지 마시길….

― **김동환**(경희대학교 의과대학 의학과장, 강동경희대학교병원 재활의학과 교수)

무릎 통증으로 고통받는 환자들에게 희망의 메시지를 전하는 귀중한 책이 출간됩니다. 분당 본탑재활의학과의원의 신경호 원장님이 집필한 이 책은 단순한 의학 지식서가 아닌, 무릎 인공관절 수술을 앞둔 환자들과 그 가족들에게 실질적인 도움을 주는 종합 가이드북입니다. 환자와 의료진이 함께 만들어가는 성공적인 무릎 인공관절 치료 여정을 다루고 있습니다.

신경호 원장님은 세계통증학회(WIP) 인증 세계 중재적 통증 전문의(FIPP) 자격을 보유한 국내 최고 권위의 통증치료 전문가입니다. 전 세계 약 1,000

여 명만이 보유한 이 권위 있는 자격은 그의 탁월한 임상 역량을 입증합니다. 또한 국내 3대 척추관절 전문병원에서 재활의학과 소장 및 센터장을 역임하며 20년 이상 비수술 통증치료 분야에서 쌓아온 풍부한 임상 경험을 바탕으로, 수술 후 환자 관리와 재활 프로그램 개발에 깊이 관여해 왔습니다.

책의 머리말에서 확인할 수 있듯이, 우리나라 무릎 관절증 환자는 2013년 267만 명에서 2022년 306만 명으로 꾸준히 증가하고 있으며, 특히 인공관절 수술 환자는 같은 기간 42% 증가하여 연간 7만 5,000명에 이르고 있습니다. 이는 단순히 고령화만의 문제가 아니라, 더 나은 삶의 질을 추구하는 현대인들의 적극적인 치료 의지가 반영된 결과입니다.

신경호 원장님은 오랜 임상 경험을 바탕으로 무릎 인공관절 수술이 단순히 '마지막 선택'이 아닌, '새로운 삶의 시작'이 될 수 있음을 명확히 제시합니다. 특히 수술 전 재활의 중요성을 강조하며, "결혼 전에 자금을 미리 마련해 두는 것처럼 근육이라는 자산을 비축해 두는 것"이라는 비유를 통해 독자들의 이해를 돕습니다.

이 책의 가장 큰 장점은 환자의 심리적 불안감까지 세심하게 다루고 있다는 점입니다. "몸이 고생하면 마음도 고생한다"라는 신경호 원장님의 진료 철학이 잘 드러나는 부분으로, 수십 년간 통증으로 고생하며 많은 치료법을 시도했지만 결국 수술을 받아야 한다는 '선고'를 들은 환자들의 실망감, 우울감, 불안감을 깊이 이해하고, 이를 해소할 수 있는 구체적인 방안을 제시합니다.

또한 원장님은 무릎 인공관절 수술이 더 이상 노년층만의 문제가 아님을 지적합니다. 기대 수명은 늘어났지만 퇴행성 변화가 시작되는 시점은 크게 변하지 않아, 현재의 중장년층이 퇴행성 관절을 보유한 채 살아야 하는 기간이 과거의 2배로 늘어날 수 있다는 통찰력 있는 분석을 제공합니다.

재활의학과 전문의로서 신경호 원장님이 제시하는 치료 철학은 명확합니다. 단순히 다친 부위의 회복에만 초점을 두는 것이 아니라, 환자의 생활과 직업에 필요한 정상 기능으로의 완전한 복원을 목표로 한다는 것입니다. 이는 수술의 성공이 단순히 기술적 완성도가 아닌, 환자의 삶의 질 향상으로 측정되어야 한다는 전인적 치료 접근법을 보여줍니다. 특히 그가 운영하는 'ZERO 스테로이드 클리닉'에서 알 수 있듯이, 환자 맞춤형 치료와 재발 방지에 중점을 두며, 환자들이 스스로 안전하게 관리할 수 있도록 명확한 가이드라인을 제공하는 것이 그의 일관된 진료 방침입니다.

이 책은 무릎 통증 예방을 원하는 30대부터 이미 수술을 받고 새로운 삶을 시작하려는 노년층까지 모든 연령대에 유익한 정보를 제공합니다. 특히 수술을 앞둔 환자들에게는 불안감을 해소하고 의료진과의 신뢰를 구축하는 데 필수적인 지침서가 될 것입니다. 세계 최고 수준인 대한민국 의사들의 수술 실력에 신경호 원장님의 체계적이고 과학적인 재활 치료가 더해진다면, 무릎 인공관절 수술의 결과를 극대화할 수 있을 것입니다.

의료진을 대상으로 한 활발한 강연과 교육 활동을 통해 임상 경험을 공유하고 있는 그의 노력이 이 책을 통해 더 많은 환자들에게 직접적인 도움이 될 것으로 기대됩니다. 이 책이 무릎 통증으로 고통받는 모든 분들께 희망의 빛이 되고, 성공적인 치료 여정의 든든한 동반자가 되기를 진심으로 기원합니다.

- **민성기**(제니스병원 원장, 전 대한재활의학과의사회 회장)

물리적 고통을 넘어 삶의 질을 회복하는 여정, 그 핵심은 '재활'에 있습니다. 이 책은 무릎 인공관절 수술 후 환자와 보호자가 반드시 알아야 할 재활의 원칙과 실천을 친절하고도 명쾌하게 안내합니다. 수술의 성공을 재활로 완성하고자 하는 모든 분께 꼭 권하고 싶은 책입니다. 신경호 원장님의 따뜻한 시선과 풍부한 임상 경험이 고스란히 담겨 있습니다.

— **김경태**(성남시의사회 회장, 대한의사협회 감사, 삼성플러스비뇨의학과 원장)

인간이라면 누구나 늙게 되고, 오랫동안 고단한 세월을 버텨 온 그의 신체 기관은 모두 퇴행성 변화를 겪게 된다. 안타깝지만 그것이 자연의 섭리이고, 인간이 그것에 저항할 방법은 없다. 다만 현대 의학과 과학의 발전을 열린 마음으로 받아들임으로써 그런 변화들에 좀 더 유연하게 적응하는 방법은 점점 더 많아지는 것 같다.

무릎의 인공관절 치환술은 인류의 집단지성이 만들어 낸 현대 의학의 쾌거 중 하나이다. 치환하고 싶지만 아직은 불가능한, 뇌나 척추 같은 기관에 비하면 얼마나 다행스러운 일인가. 하지만 원래부터 내 것이 아니었던 모든 것은 인간을 불안하게 하고, 내 것으로 만드는 데 많은 시간과 노력과 심리적인 부담을 요구한다.

나의 오래되고 진실된 친구인 신경호 원장이, 낯설고 새로운 삶에 적응하고 재활하는 과정을 돕고자 이 책을 썼다. 수술 후 삶의 질을 섬세하게 돌보는 드문 책일 뿐 아니라, 마음과 영혼까지 치유되게 돕는 귀한 책이다.

— **유희정**(서울대학교 의과대학·분당서울대학교병원 정신건강의학과 교수)

책을 추천하는 데는 두 가지 경우가 있는 것 같습니다. 하나는 그 책이 지닌 전문성에 대하여 추천해 줄 지식이 있을 때고, 다른 하나는 책을 쓰는 사람이 어떤지를 알기에 추천하는 경우입니다.

신경호 선생님은 의사로서 이미 잘 알려져 있고 수많은 결과물을 만들어 낸 사람입니다. 그러니 이번에 출간될 '인공관절'에 대한 이 책이 신뢰할 수 있는 작품이리라는 사실은 의심할 여지가 없습니다.

하지만 저는 이 책을 추천하면서 '신경호 선생님'이 아닌 '신경호 권사'라는 호칭을 쓰고 싶습니다. 만나교회 목사로서 성도가 그렇게 아름답게 환자들을 돌보고 어려운 사람들을 위해 휴가를 내 의료 봉사를 실천하는 모습을 보면서 참 감사하다는 생각을 합니다.

의료적으로 무릎이 아픈 분들에게 도움이 되는 것은 물론 무엇보다 몸과 마음이 아픈 환자들에게 따뜻한 의사의 마음이 전해지는 책이리라 믿습니다.

— **김병삼**(만나교회 담임목사)

무릎을 펴는 것은, 다시 삶을 펴는 것이다. 그리고 수술 후 진짜 회복은 두려움을 걷어 내고 삶의 리듬을 되찾는 여정이다. 이 책은 그 여정을 섬세하고 정확하게 알려주는 믿음직한 동반자다.

— **강신장**(모네상스 대표, 루첼라이정원 원장)

고통의 시간을 지나 다시 걷기까지, 이 책은 몸과 마음이 함께 회복되는 여정을 담고 있습니다. 무릎 수술 후 재활을 겪는 많은 분께 희망의 노래처럼 다가갈 책입니다.

— **전영록**(가수)

무릎은 오랫동안 조용히 우리의 삶을 지탱해왔지만, 이제 그 중요성이 점점 더 분명해지고 있다. 이 책은 수술 전 불안과 수술 후 회복의 과정을 따뜻하고 섬세한 시선으로 따라간다.

'수술 전 재활'이라는 개념을 통해 치료를 넘어 삶을 회복하는 길을 제시한다. 누구나 마주할 수 있는 통증 앞에서, 이 책은 미리 꺼내 읽어야 할 삶의 안내서이다.

— **서동철**(언론인, 일요신문 차장)

　의료의 본질은 기술만이 아니라 '말의 온도'에도 있습니다. 이 책은 재활의학 전문의가 환자에게 전하는 진심 어린 설명이자 위로의 언어입니다. 정보, 설득, 감정이라는 커뮤니케이션의 세 요소가 이토록 잘 배합된 의학 도서는 흔치 않습니다.

— **김미성**(교수, 방송인, 서강대학교 링크사업단 겸임교수)

● 감사의 글 ●

'책'이란 것을 처음 써봤다. 솔직히 말하면 세 번째 시도였다. 앞선 두 번은 원고를 쓰려고 시작하였지만 주변 사람들에게 공수표만 날린 채 흐지부지되었다. 아마도 나의 경험, 지식, 의지 등의 역량이 책을 쓰고 싶다는 나의 '바람'에 비해 턱없이 모자랐던 것 같다.

이번에는 나름 독하게 각오를 했다. 이 책이 출간되기 2년 전 가을부터 연말까지 4개월 남짓한 기간 동안 거의 매일 새벽에 일어나서 한두 시간씩 컴퓨터 앞에 앉아서 머리를 쥐어뜯었다. 진료를 마친 저녁에는 진료실에 남아 느려 터진 타자 실력과 한 살 더 먹으면서 느려진 독해 속도(영어뿐만 아니라 국어도 이해력이 떨어졌음에 놀랐다)를 탓하며 원고를 만들어갔다.

집필하는 동안 계속 들었던 의문은 "왜 이런 내용의 책이 아직 없었지?"였다. 정말 많은 병원에서, 많은 골관절염 환자가 인공관절 수술을 받아왔고 앞으로도 그럴 것인데 필자가 검색해 본 바로는 환자의

13

관점에서 필요한 부분들을 짚어주고 수술 전후의 종합적인 과정, 즉 수술과 재활을 설명한 책이 눈에 띄지 않았다. 외국에서 출판된 몇 권이 있었으나 국내 현실과 맞지 않는 내용들이 있었고, 인공관절 수술을 부정적인 시각으로 기술한 책도 있어서 환자들에게 추천할 수는 없었다.

예방, 수술, 재활, 이 세 가지는 무릎 골관절염 환자들의 3대 핵심 관심사라는 것은 굳이 설명할 필요도 없다. 이 세 가지 주제는 서로 분리해서 다루는 것보다 연관지어져야 한다고 필자는 생각해 왔다. 그 이유는 수술을 하지 않기 위해 하는 운동과 수술을 잘 받기 위해 하는 운동이 거의 같다는 사실과, 수술 후 재활을 염두에 두고 환자의 생활 방식이나 건강 상태 등을 고려하여 수술을 시행한 경우와 그렇지 않은 경우는 환자의 수술 후 경과에 차이가 있다고 믿기 때문이다.

그래서 필자는 재활의학과 전문의로서 환자와 보호자들의 눈높이에 맞춰 수술 전부터 수술 후 재활까지의 모든 과정을 설명하여 수술의 최종 목적 달성(통증 없이 잘 움직이는 무릎)을 이루는 데 도움이 되는 책을 쓰고 싶었다.

세상에 새로운 뭔가를 만들어 내는 것 중에 쉬운 일이 없고 혼자의 힘으로는 더더욱 불가능하다는 것을 여러 귀인들의 도움을 받으면서 절절히 깨달았다. 수술과 관련된 내용들에 대해 적극적으로 조언과 지적을 아끼지 않으신 정형외과 의사 조국형 원장님, 김병호 원장님과 흉부외과 의사 김상필 교수님, 동업자로서 항상 비전과 영감으로 힘을 주는 오준호 원장님, 원고의 학술적이지 못한 부분들을 걸러

주고 수정해 준 정해원 원장님, 정효준 원장님, 최재영 원장님, 이광래 원장님, 재활 운동 부분의 촬영 과정을 이끌어 준 물리치료실 박세령 실장님과 정확한 운동 자세를 알려준 물리치료사 이지영 선생님과 방재민 선생님, 원고 자료를 관리해 준 한지희 사원, 최영선 주임, 사진 촬영을 도와준 박진영 사원, 변수민 사원, 장샛별 사원, 초보 작가의 원고에 관심 가져주시고 출판 결정까지 해주신 중앙생활사 김용주 사장님께 진심 어린 감사를 드린다.

  인생의 동반자로서 부족한 삶의 부분을 채워주는 사랑스런 아내 지수와 맑고 건강하게 잘 자라준 딸 지윤에게 특별한 감사의 뜻을 전한다. 마지막으로 처음부터 끝까지 출판의 전 과정이 최적의 타이밍에 이루어지도록 이끌어 주신 구원자 하나님께 감사와 영광을 올린다.

신경호

⊙ 머리말 ⊙

무릎의 문제로 병원 진료를 보는 사람들이 늘어나고 있다. 건강보험 심사평가원의 통계 자료를 보면 2013년 무릎 관절증으로 진료를 받은 환자 수는 267만 명이었다. 그런데 이후 10년 동안 꾸준히 증가하여 2022년 통계에 의하면 306만 5,603명으로 14.8% 정도 상승한 수치이다.

그중에서 인공관절 수술을 받은 환자의 숫자는 2013년 연간 5만 2,791명이었는데 2022년에는 7만 4,977명으로 집계되었다. 이는 약 42%가 증가한 수치로 전체 무릎 환자 숫자의 증가율보다 2.8배 이상 많이 늘어났음을 보여준다.

인공관절 수술을 받은 환자 수가 더 늘어난 이유는 특히 고령 인구의 증가가 가장 큰 원인일 것이다. 인공관절에 대한 국민들의 인식 개선, 수술 관련 의학적·과학적 기술의 발전, 수술 기술을 갖춘 의사와 병원의 증가 등도 원인으로 꼽을 수 있다.

과거에는 무릎 인공관절 수술을 퇴행성 관절이 최악으로 진행된 상태에서 시행된 경우가 많았으나 현재 트렌드는 더 나빠지기 전에, 좀 더 젊은 나이에 수술하는 경향이 높아졌다. 이것은 상대적으로 조기에 수술받음으로써 통증에서 벗어나고 보행 능력을 잃지 않으며 개인의 삶을 더 활동적으로 누리려는 우리 모두의 바람이 반영된 결과일 것이다.

무릎에 인공관절 치환술을 받는 환자들은 짧게는 몇 달부터 길게는 십수 년 동안 골관절염으로 인한 통증을 앓았던 분들이다. 무수한 낮과 밤을 통증으로 괴로워하며 하고 싶은 운동과 가고 싶은 여행지들, 입고 싶은 옷 등등 많은 버킷리스트를 포기하고 살아왔을 것이다. 그러면서 자연히 자신감은 떨어지고, 그동안 받았던 갖가지 병원 치료들이 소용없었다는 실망감으로 의학적 치료에 대한 불신감도 생겼을 것이다.

그런데 이제는 그동안 해왔던 노력이 헛되어 인공관절을 끼워넣어야 한다는 '선고'를 들으니 실망감을 넘어서 우울감, 자괴감과 심한 불안감을 느끼기까지 한다. 모든 의학적 치료는 민간요법과는 다르게 침습적인 요소, 즉 신체 내부로 약물이든 기구든 치료 도구가 들어가는 것이 허용되다 보니 치료받는 환자들은 치료 그 자체에 대한 불안감이 생긴다. 우선은 아플까 봐 걱정이고 치료 후에도 효과가 없거나 부작용이 생길까 봐 또 걱정이다. 더구나 수술 중 마취에서 깨어나지 못할까 봐 또 걱정한다.

그래서 수술 전에 충분한 설명을 듣고 이해하는 일이 환자의 불안감을 해소하고 의료진과의 신뢰를 형성하는 데에 중요하며, 이 과정이 성공적인 수술 결과로 이어진다는 사실은 굳이 설명할 필요가 없을 것이다. 여기에 수술 이후 재활 치료의 성공을 위해 수술 전부터 '수술 전 재활' 프로그램을 시작한다면 더욱 성공적인 결과를 기대할 수 있을 것이다.

왜냐하면 수술 직후에는 움직이지 않는 기간과 근육에 힘을 줄 수 없는 시기가 발생하는데 이때 무릎 주변의 근육은 급속히 위축되고 근력 저하가 발생한다. 그래서 미리 수술 전에 근력 운동을 해놓는 것은 결혼 전에 자금을 미리 마련해 두는 것처럼 근육이라는 자산을 비축해 두는 격이므로 수술 전 재활도 매우 중요하다.

재활의학의 관점에서 바라보는 근골격계, 즉 근육 또는 관절 손상 후 치료는 다친 부위 조직의 회복에만 초점을 두어서는 안 되고 환자의 생활과 직업에 필요한 정상 기능으로의 복원에 이르기까지 신경을 써야 한다.

통상적인 근골격계 질환의 진료는 부목이나 깁스로 고정, 소염진통제 처방, 경과 관찰의 순서로 진행된다. 이렇게 4~6주를 보내면 부상 부위는 치료되지만 장기간 사용하지 않은 탓에 병이 생긴 부분뿐만 아니라 때로는 전신의 활동성과 기능이 감소할 수도 있다.

관절 수술 후에도 동일한 관점의 접근이 필요하다. 수술도 일종의 치료적 손상이기 때문에 순기능과 역기능을 동반한다. 비사용으로 인한 근 위축, 활동성 감소 등의 역기능을 간과한다면 치료의 효과와 만족도를 장담할 수 없다. 그래서 수술 후 재활의 개념은 단순한 회복 과정에서만 필요한 것이 아니라 치료의 전 과정에서 고려되어야 한다.

특히 무릎의 인공관절 치환술처럼 고도의 테크닉이 필요한 수술일수록 더욱 정교한 재활 관리가 필요하다는 사실에는 반론의 여지가 없을 것이다.

그러면 왜 나는 이 책을 쓰게 되었을까? 첫 번째 이유는 현재 필자가 무릎 인공관절 수술 후의 환자들을 진료하고 있기 때문이고, 두 번째는 우리 모두 인공관절 수술의 대상자이기 때문이다. 수술 후 재활을 위해 필자의 병원을 찾는 거의 모든 환자들은 거의 완벽하게 수술을 받고 온다. 대한민국 정형외과 의사들의 수술 실력은 가히 세계 최고 수준이다. 그래서 더욱 양질의 재활 치료를 하여 수술 후 결과를 극대화하기 위한 매뉴얼 정리의 필요성을 수년 전부터 느껴왔고, 지금 그 작업을 하는 중인 것이다.

사실 무릎 인공관절 수술은 60대 이하의 연령층이나 관절에 별 증상이 없는 중장년층에게는 먼 나라 이야기로 들릴 수 있다. 그러나 지금의 중장년층은 누구나 인공관절 수술을 받게 될 수도 있고 필자 또한 마찬가지일 것으로 예상한다. 필자는 꾸준히 운동하고 체중을 관리하면서도 쪼그려 앉기, 계단 오르기, 장시간 등산 등등 무릎에 무리를 줄 수 있는 행동을 가급적 하지 않으려 노력한다. 그런데도 무릎 인공관절 수술을 받게 될 수도 있다고 생각하는 이유는 두 가지 정도가 있다.

첫째로 기대 수명이 과거보다 늘어났지만 퇴행성 변화가 시작되는 연령이 수명 연장만큼 뒤로 늦춰지지는 않은 것 같다. 즉, 나이가 들어 일정한 '때'가 되면 인간의 신체는 퇴행성 변화 과정으로 들어가도록 생체시계가 설정되어 있는데 그 생체시계의 총 작동 시간은 길어졌지만 신체의 변화가 생기도록 설정된 타고난 시점과 순서는 수백 년 전이나 지금이나 크게 달라지지 않은 것 같다.

그 한 예가 '오십견'이라고 생각한다. 17세기 일본 에도시대 문헌에 나오는 이 병명은 50세쯤에 나타나는 신체의 노화 현상을 표현한 것인데 21세기인 지금도 어깨가 굳고 매우 아픈 현상을 이르는 비공식 의학 용어로 통용되고 있다.

그런데 17세기에 50대 정도였던 성인의 기대 수명이 지금은 거의 2배가 되었다. 그래서 오십견이 팔십견이나 구십견으로 되어야 할 것 같지만 여전히 50세쯤 되었을 때부터 어깨가 굳어져서 오는 환자들이 많다. 이를 보면 수명 연장과 무관하게 노화의 시점은 변화가 없음을 짐작할 수 있다.

현재 40~50대의 기대 수명은 100세에 육박할 것인데 이 세대의 라이프 스타일은 지금의 노년층보다 훨씬 더 활동적인 삶을 즐긴다. 그리고 그런 경향은 노년층으로 가면서 계속 유지될 것으로 예상된다. 즉, 퇴행성 관절을 보유한 채 살아야 하는 기간이 과거에는 10~20년 정도였다면, 지금의 중장년층은 그 기간이 2배 정도 늘어날 수 있다는 뜻이다. 따라서 무릎 인공관절 수술을 받게 될 가능성도 올라갈 수 있다고 조심스럽게 예측해 본다. 그래서 인공관절 수술은 남의 이야기가 아니라 우리 모두 그 대상자라고 볼 수 있다.

이것이 필자가 이 책을 쓴 두 번째 이유이다. 당신의 부모님이나 친척 어르신들만의 문제가 아니라 우리 모두 겪을지 모를 수술이기 때문에 나 자신에게 주는 수술에 대한 안내서이자, 예방을 위해서 필요한 정보를 함께 제공하는 가이드북이기도 하다.

이 책을 집필하는 동안 건강과 운동, 그리고 무릎 재활에 대해 앞서 깊이 탐구하신 훌륭한 책들로부터 큰 영감을 얻었다. 정선근 교수님의 《백년운동》, Brugioni와 Falkel의 《Total Knee Replacement and Rehabilitation》, 그리고 Hirschmann와 Becker의 《The Unhappy Total Knee Replacement》는 길을 잃고 헤매던 제게 등불이 되어주었다. 특히 Brugioni와 Hirschmann의 저서 내용들은 저자의 임상 경험과 국내 상황을 고려하여 새롭게 서술하였음을 밝힌다. 그 외에도 국내외의 다양한 도서와 학술 논문, 그리고 여러 보도 자료를 통해 세상의 많은 뛰어난 지식인들로부터 귀한 가르침을 얻을 수 있었다. 이 자리를 빌려 그분들의 통찰과 지혜에 깊이 감사드린다.

이 책이 무릎 통증을 예방하고 싶은 30대부터 이미 수술받고 새롭게 활동적인 삶을 영위하기를 원하는 노년층에까지 두루 유익함을 줄 수 있기를 바란다.

아울러 이 책에는 많은 일러스트와 이미지가 담겨 있다. 모든 자료는 새롭게 제작하거나 직접 촬영한 것들만을 사용했음을 독자 여러분께 밝히며, 그 정성과 노력이 이 책을 읽는 동안 조금이나마 따뜻하게 전해지기를 바란다.

◉ 차례 ◉

추천의 글 4

감사의 글 13

머리말 16

1장> 무릎은 왜 아프고 인공관절 수술은 꼭 해야 할까?

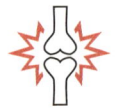

1 내 무릎 왜 아플까?

무릎 통증의 원인 30

관절염의 진단 35

| "이런 거 물어봐도 될까요?" | 증상에 대해 40

2 관절 연골을 보존하려면?

무릎 통증에 대처하는 우리의 자세 44

약물 치료 54

주사 치료 56

히알루론산 vs 폴리뉴클레오타이드 60

| "이런 거 물어봐도 될까요?" | 치료에 대해 66

3 인공관절 전 단계 수술의 종류

관절내시경 67

연골 재생 치료술 68

절골 수술 70

| "이런 거 물어봐도 될까요?" | 수술에 대해 72

4 인공관절 수술 이해하기

인공관절 치환수술 시기 73

| "이런 거 물어봐도 될까요?" | 인공관절 수술에 대해 77

인공관절 수술 전 가정에서의 준비 과정 77

| "이런 거 물어봐도 될까요?" | 수술 준비에 대해 93

2장 › 인공관절 수술, 입원부터 퇴원까지의 모든 것

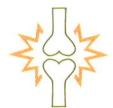

1 수술 전 준비해야 할 것

수술 전 병원에서의 준비 과정 98

2 수술 과정은 어떻게 진행될까?

인공관절 수술 과정 미리보기 105

인공관절 수술 후 일어날 수 있는 합병증 111

| "이런 거 물어봐도 될까요?" | 수술 후 합병증에 대해 114

통증과 그 외 생길 수 있는 합병증 115

　|"이런 거 물어봐도 될까요?"| 수술 후 여러 반응에 대해 118

수술했는데 왜 아직도 아프죠? 119

3 수술부터 퇴원 전까지

수술 후 첫째 날 127

수술 후 둘째 날부터 닷새째 날까지 136

그 밖의 개인 관리들 141

퇴원 시 체크포인트 142

　|"이런 거 물어봐도 될까요?"| 초기 재활 운동에 대해 144

3장〉 퇴원 후 평생 강철 무릎으로 살기 위한 재활 방법

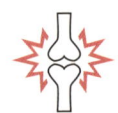

1 인공관절 재활 초등 과정　재활 1~4주 차

재활 첫째 주 : "집으로? 재활병원으로?" 152

　|"이런 거 물어봐도 될까요?"| 재활 첫째 주에 대해 170

재활 둘째 주 : "다시 예전처럼 걸을 수 있을까?" 172

　|"이런 거 물어봐도 될까요?"| 재활 둘째 주에 대해 188

재활 셋째~넷째 주 : "괜한 걱정이었네!" 190

　|"이런 거 물어봐도 될까요?"| 재활 셋째~넷째 주에 대해 207

수중 재활 : "물속에서 재활을 할 수 있다고요?" 209

| "이런 거 물어봐도 될까요?" | 수중 재활 치료에 대해 215

2 인공관절 재활 중등 과정   재활 5~6주 차

재활 5~6주 : "역동적 운동을 시작해 보자" 216

| "이런 거 물어봐도 될까요?" | 재활 5~6주 차에 대해 222

3 인공관절 재활 고등 과정   재활 7주~3개월 차

재활 7주~3개월 : "인공관절 재활, 아직 멈출 때가 아니다!" 225

| "이런 거 물어봐도 될까요?" | 재활 7주~3개월 차에 대해 229

4 인공관절 재활 완성 과정   재활 4~6개월 차

재활 4~6개월 : "평생 조심해야 할 인공관절 보유자의 삶" 231

| "이런 거 물어봐도 될까요?" | 재활 4~6개월 차에 대해 240

5 인공관절 재활 평생 과정   재활 6개월 이후

재활 6개월 이후 1년 이내 : "내 몸의 일부가 된 인공관절" 243

| "이런 거 물어봐도 될까요?" | 재활 6개월 이후 1년 이내에 대해 247

재활 1년 이후 : "강철 무릎 관리법" 248

| "이런 거 물어봐도 될까요?" | 재활 1년 이후에 대해 248

참고자료 249

> ※ 이 책의 활용법
> - 독자의 현재 상황(수술 전/후, 장기 관리 중)에 맞는 내용을 찾아보세요.
> - 운동 영상은 QR code를 통해 볼 수 있습니다.
> - 운동을 따라 하다가 참기 힘든 통증이 생기면 일시 중단했다 다시 하세요.
>   통증이 지속되면 주치의의 점검을 받으시기 바랍니다.

1장

무릎은 왜 아프고
인공관절 수술은 꼭 해야 할까?

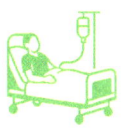

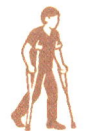

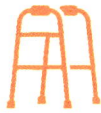

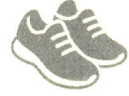

내 무릎 왜 아플까?

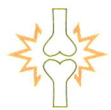

진료실을 찾는 환자들에게 필자는 이렇게 되물어 보곤 한다. "왜 무릎이 아프다고 생각하세요?" 돌아오는 반응은 "저는 잘 모르죠, 그걸 알고 싶어서 병원에 왔는데 저한테 물으시면…" 이러시며 당황하기도 하고 "사실 며칠 전 백두대간을 종주했어요"라고 실토하시는 분도 있으며 "십 년 전에 몇 시간 쪼그려 앉아서 무리했더니 그때부터 아파요"라며 과거 개인사에서 원인을 찾기도 하신다.

이처럼 무릎이 아픈 근본적인 원인은 개인마다 다양하지만, 최종적으로 통증을 직접 일으키는 원인은 관절 손상과 염증이다. 무릎을 치료하기에 앞서 무릎은 왜 아픈지 그 원인 두 가지에 대해서 자세히 알아보자.

무릎 통증의 원인

관절 통증은 대부분 관절의 염증이 그 원인이다. 물론 여러 가지 이유로 인해 무릎 통증이 생기긴 하지만 모든 신체 관절의 경우와 마찬가지로 무릎 관절의 통증 역시 염증이 가장 흔한 원인이다. 특히 고령 인구에서 그런 경향이 더 많이 보이며 관절염의 증상으로는 부종, 뻣뻣함, 동작 제한, 절뚝거림, 체중이 실릴 때의 통증, 야간 통증 등이 대표적이다. 이러한 증상들은 치료하면 좋아질 수는 있으나, 이미 한 번 손상된 관절은 돌이킬 수 없고 완전히 정상화될 수도 없다.

관절염의 원인을 설명하는 이론이 많이 발표되곤 하지만 어느 것도 완전하게 그 원인을 설명하지는 못하고 있다. 관절염의 명백한 원인을 모르니 치료는 더욱 힘들어진다.

관절염의 종류는 100가지 이상이지만 가장 흔한 종류는 골관절염, 외상성 관절염, 류마티스 관절염이다. 이 관절염들은 어떠한 것인지 하나씩 살펴보자.

골관절염

골관절염은 가장 흔한 형태의 관절염이다. 미국에서만 수백만 명의 사람들이 골관절염을 앓고 있다. 관절 질환을 앓는 65세 이상에서는 골관절염이 가장 흔하고 가장 오랜 기간 장애를 일으키는 질환이기도 하다. 65세 이상의 인구 중 3분의 1 이상이 관절의 뻣뻣함과 통증을 경험하곤 하는데 가끔 통증을 느끼는 정도이거나, 움직일 때만 아픈 경우부터 영구적 관절 강직과 1년 이상의 만성 통증을 호소하는 경우까지 그 증상의 범위가 상당히 넓다.

- 정상 관절 구조(왼쪽)와 골관절염의 관절 구조(오른쪽) -

뼈를 덮는 관절 연골
활액 공간
활막
연골 파편들
퇴행성 연골

※ 골관절염의 활액에는 손상 연골의 파편들이 존재한다.

골관절염 관절의 마모와 상처들은 기계적 스트레스로 인해 발생한다고 생각한다. 무릎 관절에 가해지는 반복적이고 과중한 스트레스는 운동이나 여가 활동뿐만 아니라 일상생활 속 여러 동작에서도 발생한다. 이러한 동작 중의 스트레스는 정상적인 관절의 움직임을 방해하고 장시간에 걸쳐 관절염의 진행을 촉진한다.

무릎의 생체 역학[1]적 관점에서 볼 때 걷기와 같은 단순 동작을 한다 해도 전체 신체에 비해 상대적으로 작은 면적인 무릎 관절면에 체중이 실려지기에 무릎에 상당히 높은 강도의 힘이 가해진다. 이때 무릎은 그 고유의 관절 기능인 굽혔다 펴는 동작으로 인한 스트레스뿐

[1] 생체 역학 : 인체에서 발생하는 힘과 그 힘으로 발생하는 현상의 이유와 방법, 정도에 관해 연구하는 학문으로 인간 또는 동물의 운동 시스템 연구에 역학의 이론을 적용한 것.

만 아니라 중력과 근육에 의한 스트레스도 잘 다스려야 한다. 그래서 무릎 관절 끝부분에는 마찰이 적은 성분으로 코팅이 되어 있는 관절 연골(Articular Cartilage)이라는 부분이 존재한다. 이러한 연골 코팅은 관절을 이루는 뼈들이 서로 부드럽게 미끄러질 수 있도록 도움을 준다. 우리가 치킨을 먹을 때 닭 다리 뼈의 끝부분을 유심히 살펴보면 매끈한 표면이 보이는데 그곳이 바로 관절 연골이다.

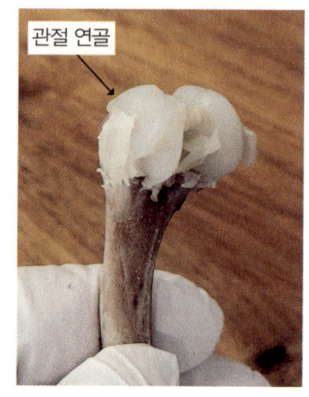

• 닭 다리 뼈의 관절 연골 •

관절 연골

이처럼 연결된 두 개의 관절 연골 사이에 과도한 기계적 스트레스가 전달되어 발생하는 관절 연골의 손상은 곧 '관절' 그 자체의 손상이라고 봐도 무방하며 이러한 관절 연골의 손상은 염증을 유발하고 곧이어 통증과 관절 기능 장애를 발생하게 한다.

골관절염 환자 중 39~65%는 유전으로 인해 발병하고 직계 여성 가족 중에 골관절염 환자가 있다면 그 발병 가능성은 2~5배 증가한다. 골관절염은 대부분 가족 내 생활습관의 유사성이 원인이라고 여겨지나 그 기전에 대한 설명은 명확하지 않다.

골관절염의 주요 위험인자 중 하나로 비만 또는 과체중을 들 수 있다. 과체중인 사람은 정상 체중인 사람과 비교해 한 걸음씩 걸을 때마다 무릎 관절에 마모와 손상이 크게 누적되기 때문에 평생 동안 무릎에 문제가 발생할 확률이 매우 높다.

외상성 관절염

외상성 관절염은 이차성 관절염이라고도 부르며, 외부의 충격으로 인해 관절 연골이 손상되어 발생한다. 골절 유합 후 발생하는 부정확한 관절의 정렬 상태가 관절 연골에도 악영향을 주어 관절 내부에 스트레스를 전한다.

심각한 관절 연골의 손상이 운동 또는 교통사고 후에 생긴 힘줄 손상으로 인해 발생하기도 한다. 평소 관절에 미세한 손상이 반복적으로 지속되어도 관절 연골의 손상을 유발하기도 한다. 운동선수가 선수 시절 동안 무릎에 경미한 손상이 계속 가해졌다가 은퇴 후에 무릎 관절염을 앓게 되는 경우를 그 예로 볼 수 있다.

외상성 관절염의 시작은 외상(Trauma)이지만 그 병의 진행 과정이나 결과는 골관절염과 같은 양상을 보인다.

류마티스 관절염

류마티스 관절염은 염증성 질환으로 우리 신체의 면역 시스템이 자신을 공격하는 자가면역 질환의 한 종류이다. 주로 관절이 그 공격을 받는 대상이 되고 윤활막이라는 관절 내부의 연부조직 막에 생기는 질병이다. 윤활막 조직이 붓고 염증이 생기면 때때로 관절 연골과 관절 자체의 파괴를 유발하기도 한다.

류마티스 관절염은 미국의 경우 전체 국민의 0.3~1.5%가 앓고 있다는 통계가 있고, 여성 환자가 남성 환자보다 2~3배 정도 더 많이 발병한다. 한국의 류마티스 관절염 환자는 2021년 기준 24만 8,909명으로 전 국민의 0.48%에 해당되었으며 여성 환자가 남성 환자보다 3배 정도 더 많았다.

- 정상 관절(왼쪽)과 류마티스 관절(오른쪽) -

뼈를 덮는 관절 연골
활액 공간
활막
두꺼워진 활막

※ 류마티스 관절염이 생긴 관절에서는 활막이 두꺼워진다.

류마티스 관절염을 촉진하는 요인은 바이러스성 또는 환경 요인으로 알려져 있으나 여전히 그 기전은 불명확하다.

기타 관절염의 종류

골관절염, 외상성 관절염 그리고 류마티스 관절염 외에 흔하지 않은 관절염의 종류로는 통풍성 관절염, 건선성 관절염, 전신성 홍반성 낭창(Systemic Lupus Erythematosus : SLE, 약칭 루푸스), 강직성 척추염, 청소년성 관절염, 반응성 관절염, 패혈성 관절염, 무혈성 괴사, 종양 등이 있다. 이러한 관절염들은 관절 연골의 하부 골 구조를 약화시키고 관절 연골 하부 지지 구조의 소실과 퇴행성 변화를 촉발한다.

관절염의 진단

관절염은 문진만으로도 어느 정도는 진단할 수 있지만 관절 부위 진찰과 엑스레이 등 진단을 위한 검사들이 반드시 필요하다. 특히 관절 부위의 신체 진찰은 진단에 필요한 정보를 얻는 데 매우 중요한 과정이다. 환자의 무릎에 부종과 열감이 있는지, 움직이지 못하는지, 눌렀을 때 아픈지, 근력은 약하지 않은지, 또는 무릎 관절이 흔들리지 않는지 등을 살펴보게 된다.

엑스레이 검사는 무릎 관절염 진단을 위해 가장 기본적이고도 필수적인 진단 방법이다. 무릎 관절염 환자의 엑스레이 검사는 ① 체중 부하 전후방 사진 ② 무릎을 30도 각도로 굽혀 촬영하는 체중 부하 후전방 사진 ③ 측면 사진 ④ 무릎을 굽혀 촬영하는 스카이라인 뷰(Skyline View) 또는 머천트 뷰(Merchant view)를 기본적으로 실시한다.

촬영한 영상에서 먼저 정렬 상태를 관찰한 뒤 골 표면에 골극[2]이나 파인 부분이 없는지를 살펴본다. 대퇴골과 경골 사이의 관절 간격이 정상적인 간격인 3~6mm 보다 좁아져 있는지, 머천트 뷰에서 슬개골과 대퇴골 사이의 간격이 안쪽과 바깥쪽 모두 균등한지 그리고 위치가 중앙에서 안쪽이나 바깥쪽으로 이동한 상태인지를 관찰해야 한다.

무릎 관절을 세부적으로 확인한 다음에는 큰 그림을 봐야 한다. 무릎 부위를 자세히 본 것이 나무를 관찰한 것이라면, 다음엔 숲 전체를

---

[2] 골극(Bony Spur) : 뼈가 튀어나오는 현상으로 뼈에 생기는 돌출된 가시.

멀리서 보는 것처럼 척추와 다리를 엑스레이로 전체를 촬영해서 척추, 골반, 다리의 정렬 상태를 파악하는 과정이 필요하다.

골반이 좌우 어느 한쪽으로 기울어지거나 한 방향으로 회전하는 등의 좌우 불균형이 생기면 양측 무릎 관절에 가해지는 하중과 비틀림의 정도도 달라진다. 이는 한쪽 또는 양쪽 무릎의 퇴행성 변화를 유발하는 불균형을 초래한다. 이것을 '척추 부정렬(Malalignment) 상태'라고 부르며 외상, 류머티즘, 자가면역성 질환, 암성 통증 등을 제외한 거의 모든 근골격계 통증의 근원이 된다.

켈그렌-로렌스 척도의 단계

엑스레이 검사로 관절염의 중증도를 분류할 때 기준으로 삼는 것이 '켈그렌-로렌스 척도(Kellgren-Lawrence Grade)'인데 1950년대 초에 발표된 이 척도는 현재까지도 사용하고 있다. 환자의 상태를 척도로 평가하기 위해서는 무릎 관절을 엑스레이로 전후 방향에서 촬영하게 되는데 체중이 실린 자세로 똑바로 서서 촬영해야 한다. 쉽게 말해 이 켈그렌-로렌스 척도는 환자의 무릎 관절 상태를 엑스레이 검사로 등급을 매기는 것이다.

켈그렌-로렌스 척도 검사 결과 아무런 이상 소견이 없는 깨끗한 무릎 관절은 0등급이다. 1등급은 조금 의심되는 정도라고 할 수 있는데 골극이 흐릿하게 보이며 거의 정상에 가까운 엑스레이 소견이다. 그러나 환자는 통증을 느끼는 단계이다. 2등급은 관절 간격이 조금씩 좁아지고 작은 크기의 골극도 한두 개 이상 보이기 시작한다. 통증은 간헐적으로 심하게 나타나기도 한다. 환자 스스로 무릎에 뭔가 문제가 있음을 느끼는 단계라고 볼 수 있다. 3등급은 관절 간격이 확실히 좁아져 있고 여러 개의 골극이 여기저기 생긴다. 그러면서 대퇴골과 경골의 모양이 울퉁불퉁해지고 투박해지며 크기도 커진다. 보통 3등급부터는 인공관절 수술을 권유받게 된다. 4등급은 관절 간격이 심하게 좁아져 있고 연골 아래 뼈의 파괴가 진행된 단계로 보행을 비롯한 일상생활이 거의 불가능한 단계이다. 이때에는 이미 60% 이상의 연골이 파괴된 상태임을 엑스레이 영상만으로도 짐작할 수 있다.

켈그렌-로렌스 척도의 단계별 엑스레이 영상

• 켈그렌-로렌스 척도 1등급 •

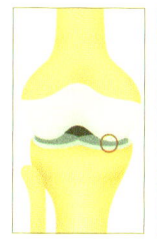 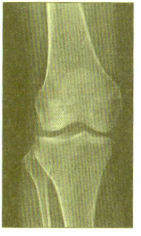

관절 간격의 감소가 의심스러우며 골극이 보이기도 한다.

• 켈그렌-로렌스 척도 2등급 •

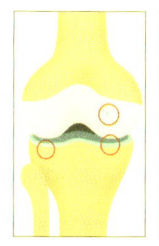 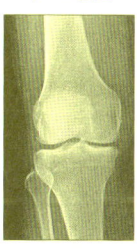

관절 간격의 좁아짐이 조금씩 보이기 시작하고, 골극도 보인다.

■ 켈그렌-로렌스 척도 3등급 ■

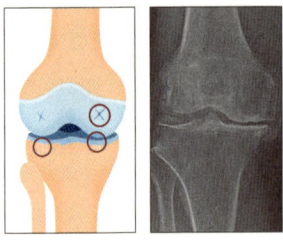

관절 간격이 분명하게 좁아져 있고, 중증도의 골극들이 여러 개 관찰된다. 뼈의 변형이 나타난다.

■ 켈그렌-로렌스 척도 4등급 ■

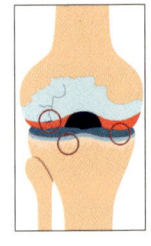 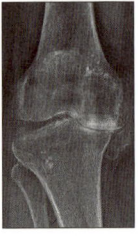

관절 간격이 심각하게 좁아져 있고, 큰 골극들이 보이며, 연골하 경화가 심하게 보인다. 뼈의 변형도 확실하게 나타난다.

  여기서 오해하지 않기 위해 알아야 할 것이 한 가지 있다. 엑스레이 영상이 보여주는 관절의 구조물은 일부에 불과하다는 사실이다. 즉, 엑스레이 영상에서 딱딱한 뼈는 잘 보이지만 관절 연골과 반월판, 힘줄, 인대, 근육 같은 말랑한 부분들은 보이지 않는다. 그렇기에 의사들은 엑스레이 영상에서 보이는 것이 전부가 아니라는 사실을 항상 염두에 두고 진단을 내리고 있다.

  만약 엑스레이 검사 결과 켈그렌-로렌스 척도가 2등급 정도로 보인다고 해도 환자는 심한 통증을 호소하거나 걸을 때 절뚝거릴 수도 있다. 그 이유는 관절 연골의 손상이 깊기 때문이다. 연골의 손상 여부를 확인하려면 MR 검사를 하거나 관절경으로 직접 내부를 봐야 한다. 초음파 검사는 엑스레이나 자기장에 노출이 되지 않으며 침습적이지 않다는 등의 장점이 있지만, 연골의 결손 부위가 부분적으로만 확인 가능하므로 확진을 할 수는 없는 검사이다.

반대의 경우도 있다. 엑스레이 검사 결과 켈그렌-로렌스 척도는 3등급 정도로 관찰되지만 환자의 증상은 경미한 통증 정도에 불과하고 보행이나 운동도 큰 무리 없이 해내는 경우에 관절 연골의 손상이 그다지 심하지 않아서일 수도 있고, 평소 환자가 신경 써서 무릎 관절 주변 근육들을 강화해 왔기 때문일 수도 있다(이러한 일상생활 속 무릎 관절염 예방 및 관리에 관한 내용은 뒤에서 자세히 다룰 예정이다).

앞서 언급했던 초음파 검사는 진료실에서 환자의 상태를 실시간으로 확인할 수 있는, 간편하고 안전하며 매우 유용한 방법이다. 초음파로 무릎 관절염 환자에게서 확인해 봐야 할 소견은 물이 찼는지, 관절

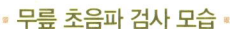
▪ 무릎 초음파 검사 모습 ▪

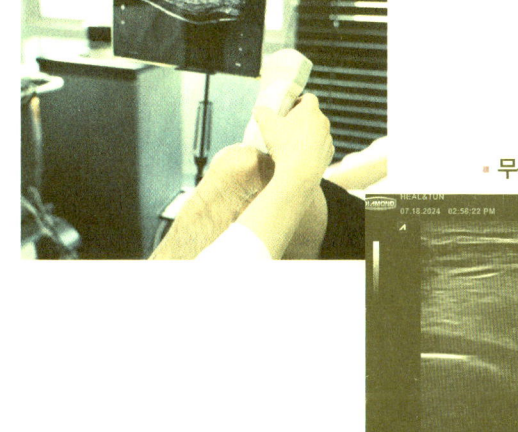
▪ 무릎 초음파 검사 영상 ▪

연골이 얇아졌는지, 혹은 상처가 있는지, 반월판에 손상이나 퇴행성 변화는 없는지 등이다.

초음파 검사가 다른 검사들과 비교하여 탁월한 장점은 관절에 물이 찼는지를 즉각적으로 알아낼 수 있다는 점이다. 무릎 골관절염이 심한 경우에는 환자가 통증과 화끈거림을 느끼고, 무릎이 전체적으로 부어오를 수 있다. 이때 초음파 검사로 그 원인이 물이 차서인지, 활액의 소량 증가 때문인지를 알아보는 과정은 환자의 치료와 관리를 처방하는 데 매우 유용한 정보가 된다. 하지만 초음파 검사로 확인할 수 있는 영역은 피부로부터 3~4cm 깊이 정도까지이고, 슬개골 아래의 깊은 부분인 십자인대 등은 일부만 확인할 수 있다는 단점이 있다.

무릎 관절염 진단에 필요한 다른 중요 검사는 혈액 검사가 있다. 특히 류마티스 관절염, 감염성 관절염, 통풍성 관절염, 그 외 자가면역성 관절염을 확인할 때는 혈액 검사가 꼭 필요하다.

"이런 거 물어봐도 될까요?"
증상에 대해

Q 왜 무릎이 붓는 거죠?

관절염은 기본적으로 염증이 생긴 상태를 말하는데 관절이 아픈 원인은 염증 때문이죠. 염증이란 관절 내부에 화학적 물질들이 많이 쌓여 있다는 뜻으로 이 증상이 심해지면 무릎이 붓게 되는 것입니다. 다시 말해 부종은 우리 몸 속에서 화학적 물질들이 관절의 안쪽 막, 즉 활막을 자극하여 관절액의 양이 증가해 나타난 결과입니다.

Q 별 이유 없이 무릎이 아픈데 원인이 뭘까요?

무릎의 통증을 일으키는 요인들은 많지만 폐쇄된 공간인 무릎 관절 내부에 활액 증가로 인해 활막 표면이 압력에 노출되면 통증이 생길 수 있습니다. 오랫동안 서서히 진행된 퇴행성 변화도 관절 연골의 손상을 유발하여 뼈를 보호하고 충격을 흡수하는 관절 연골의 보호 기능이 사라지면 통증이 생깁니다. 관절 연골의 손상으로 그 아래에 위치한 뼈가 노출되면 서로 마주하는 관절의 뼈와 직접 닿아 통증이 더 심해집니다.

Q 아침에 무릎이 굳는 느낌인데 류마티스인가요?

아침에 무릎이 굳는 원인은 몇 가지가 있습니다. 가장 흔한 것은 골관절염으로, 밤에 잠을 자는 동안 움직이지 않아 관절액 순환이 감소하여 굳는 느낌이 드는 것이기에 깨어나 활동을 시작하면 곧 풀어집니다. 또는 류마티스 관절염과 같은 염증성 질환일 수 있습니다. 활막에 염증이 생겨 아침에 강직이 나타나며 30분 이상 지속될 수 있습니다. 다른 이유로는 수면 중 체액이 무릎 주위에 정체되거나 근육인대가 긴장 상태로 장시간 유지되어 아침에 뻣뻣한 느낌이 생길 수 있습니다. 전날 운동이 과했거나 부상 후 회복 과정에서도 이와 비슷한 증상이 생기며, 통풍 같은 급성 염증성 질환으로 인해 나타날 수도 있습니다. 증상이 심하거나 자주 반복된다면 반드시 의사의 진단을 받으셔야 합니다.

Q 무릎 안쪽이 혹같이 튀어나왔어요. 암인가요?

무릎 안쪽으로 튀어나왔다고 다 암은 아닙니다. 대부분은 골관절염의 한 현상인 '골극(뼈가 자라나는 퇴행성 변화)'이거나 인대와 연부조직들의 염증성 부종일 가능성이 높습니다. 암일 가능성은 낮으나 만약 크기가 점점 커지거나 통증이 계속 심해지고 열감, 부종 등의 증상이 생긴다면 초음파, MR 등의 정밀 검사로 확인하는 것이 안전합니다.

관절 연골을 보존하려면?

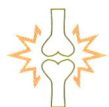

 의료 과학 역시 다른 과학 분야와 마찬가지로 빛의 속도로 발전하고 있으며 불과 두 달 만에 의학지식이 두 배로 늘어난다는 말이 있을 정도이다. 무릎 관절의 치료 분야는 특히 의약학과 의공학 등의 의학 전반의 발달로 인해 과거보다 수술의 위험성은 크게 줄었고 성공률과 만족도는 월등히 향상된 것을 임상 의사인 필자는 진료 현장에서 체감하고 있다.
 그렇지만 칼을 대는 수술을 받고 싶지 않다는 환자들의 소망은 시대와 상관없이 여전하다. 이는 필자가 매일 환자를 통해 보고 듣는 현실이다. 굳이 '신체발부 수지부모 불감훼상 효지시야(身體髮膚 受之父母 不敢毁傷 孝之始也)'라는 《효경》의 가르침을 떠올리지 않더라도 태어날 때부터의 신체를 평생 건강히 보존하고 싶은 마음은 인지상정일 것이다. 그렇기에 언젠가 인공관절 수술을 할 때 하더라도 가능한 한 무

릎 관절을 건강하게 보존하려면 지금 당장 어떻게 관리해야 할지 알아보자.

무릎 통증에 대처하는 우리의 자세

무릎에 통증을 느끼면 환자분들은 먼저 무엇을 할지 고민하는 경향이 있다. 어떤 약을 먹어야 할까? 어떤 주사를 맞아야 할까? 영양제는 뭐가 좋지? 침을 맞아야 하나? 어느 병원에 가야 하지? 하며 걱정을 한다.

그러나 이러한 고민과 달리 무릎 관절 통증을 위해 필요한 첫 번째 조치는 '무엇을 하지 않을지'를 고민하는 일이다. 매일 만 보 걷기를 하는데 무릎 통증이 생겼다면 당장 만 보 걷는 일을 중단해야 하고, 매일 계단을 오르내리는 일을 하였다면 당분간은 계단을 피해야 한다.

평소 자신의 일상생활 속에서 무릎에 통증을 일으킬 만한 요소가 있었는지를 검토해 본 뒤 최대한 그러한 요소들을 하나씩 제거해 나가는 일이 주사를 맞는 일보다, 약을 먹는 일보다 우선시 되어야 한다. 그래서 무릎 통증을 느꼈다면 가장 먼저 살펴볼 부분은 일상생활 동작 중에서 습관을 개선하는 일이다.

생활습관을 바꾸자

관절염과 먹는 음식과의 연관성은 불명확하다. 그러나 음식이 관절염의 예방 및 관리에 중요한 요소라는 증거들은 있다. 식습관을 바꾸면 염증성 통증을 줄이는 데 도움이 될 수 있기 때문이다. 고지방, 고콜레스테롤 식사는 비만으로 인한 체중 증가로 관절염을 악화시킬 수 있고 과일이나 채소 등 섬유소가 풍부한 식사는 관절염의 증상을 완화하는 데 도움이 된다. 소금, 설탕 그리고 술을 줄이는 일 역시 유익한 결과를 얻는다.

체중 감량은 일반적으로 무릎 같은 체중 부하 관절의 통증을 줄일 수 있다. 관절염의 초기에는 체중 감량만으로도 증상을 상당히 감소시킬 수 있다. 심지어는 불가피하게 인공관절 수술을 했다 하더라도 체중을 줄이면 수술 후 재활 과정이 매우 수월해진다.

스포츠 활동도 종종 무릎을 아프게 만들 수 있다. 가다, 서기를 반복하거나 좌우로 움직이는 동작이 많은 운동은 무릎의 통증을 악화시킬 수 있다. 예를 들어 테니스, 배드민턴, 조깅, 라켓볼, 스키, 축구 그리고 농구가 그런 운동들이다. 무릎 관절 통증이 있다면 이런 운동들은 당장 중단하는 것이 좋다.

다행히도 영원히 그러한 활동을 하지 못한다는 의미는 아니다. 무릎 통증이 사라지고 무릎 관절이 앞에서 열거한 동작들을 감당할 수 있게 될 때까지는 해서는 안 된다는 뜻이다. 무릎의 통증이 시작되는 초기에는 단지 운동을 쉬는 것만으로도 놀라우리만큼 빨리 나아질 수 있다. 그렇지만 재활을 위한 운동치료는 필요하다(이와 관해서는 이 책의 다른 부분에서 자세히 알아볼 예정이다).

무릎 통증을 악화시키기 쉬운 직업들이 있다. 장시간 서 있어야 한

다든지, 트럭이나 계단을 장시간 반복하여 오르내리는 경우나 물건 상하차 작업을 반복하는 일들이 그렇다. 무릎 통증을 느끼는 사람이 이러한 직업에 종사하고 있다면 반드시 전문적 지식과 경험을 갖춘 의사와 상의하여 업무의 종류나 강도를 변경할 필요가 있고 때에 따라서는 직업을 바꿔야 할 수도 있다.

운동을 습관화하자

관절염 환자에게 권해야 할 가장 중요한 생활습관 교정은 운동이다. 규칙적인 운동이야말로 관절 통증을 최소화하고 근력을 강화하며 관절 주변 조직들의 긴장도를 증가시키는 데 매우 효과적인 방법이다. 무릎 주변의 힘을 기르는 일은 무릎 보호대를 착용하는 것과 같다.

관절염 환자에게 추천하는 운동은 항상 환자의 상태에 맞게 조금씩 변형되어야 한다. 천편일률적인 운동 방식은 누군가에게는 좋겠지만

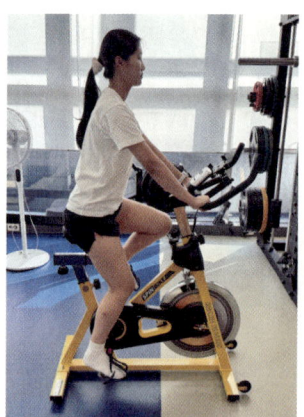
▪ 고정식 자전거 운동 ▪

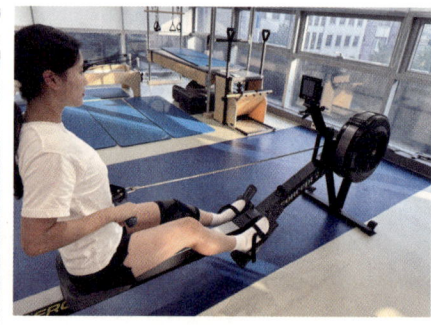
▪ 노 젓기 운동 ▪

다른 이에게는 그렇지 않을 수 있기 때문이다. 예를 들어 조깅이나 에어로빅댄스 같은 고강도 운동은 종종 무릎 관절 통증을 악화시킨다. 이때는 중 또는 저강도 운동으로 바꿔야 관절염 환자들의 무릎이 견딜 수 있다.

추천하는 저강도 운동으로는 수영, 실내 자전거 또는 실외 자전거 타기, 딱딱하지 않은 부드러운 바닥에서 걷기, 노 젓기 운동, 저강도 에어로빅댄스 등이다.

자전거 운동은 과연 무릎 관절염에 이로운가?

우리는 운동 후에 뭉쳐서 뻐근한 근육을 마사지하면 부드러워지고 통증이 줄어드는 것을 경험한다. 손으로 근육을 부드럽게 눌러주고 문질러 주면, 근육 섬유 사이사이에 혈액이 잘 흐르게 되어 피로 물질이 빠져나가고 신선한 산소와 영양이 공급되기 때문이다. 그 결과 뭉쳤던 근육은 다시 유연함을 되찾고 통증도 진정되는 것이다. 그렇다면 무릎 속에 있는 연골도 이렇게 마사지를 해줄 수는 없을까?

안타깝게도 연골은 근육처럼 손으로 만지거나 누를 수 없다. 슬개골 하방에서 만져지는 부분이 있지만 아주 좁은 부분에 불과하다. 하지만 방법이 없는 것은 아니다. 바로 고정식 자전거 운동이 연골에 '마사지' 역할을 해줄 수 있다.

연골은 혈관이 없는 조직이기 때문에 관절 속을 흐르는 윤활액, 즉 관절액이 연골에 영양과 산소를 공급하는 원천이다. 그런데 우리가 가만히 앉아 있거나 움직이지 않으면 이 윤활액도 잘 돌지 않게 된다. 반면 고정식 자전거를 타고 무릎을 부드럽게 반복해서 움직이면 관절액이 활발히 순환하면서 연골 세포 구석구석까지 산소와 영양이 전달되고 노폐물도 자연스럽게 씻겨나가게 된다. 그래서 자전거 운동은 마치 근육을 마사지하는 것처럼 연골 세포의 건강을 돕는 '내부 마사지' 효과를 준다고 볼 수 있다. 근육은 손으로 마사지하고, 연골은 자전거 운동으로 마사지해 주는 셈이다.

이러한 효과는 여러 연구를 통해서도 뒷받침되고 있다. 2021년 학술지 〈임상재활저널 Clinical Rehabilitation〉에 발표된 연구결과에 따르면 고정식 자전거 운동은 무릎 관절염 환자의 통증을 유의미하게 감소시키고(평균 VAS -12.9), 운동 기능을 향상시키는 것으로 나타났다.

또한 고강도 인터벌 자전거 운동을 통해 관절 연골의 볼륨 감소 없이 건강한 연골 상태가 유지된다는 연구결과도 보고되어 있으며, 달리기 운동에 비해 연골 손상 위험이 낮은 것으로도 나타났다. 흥미롭게도 Osteoarthritis Initiative(OAI) 코호트 분석 연구에서는 자전거 운동 경험이 있는 사람들은 무릎 골관절염 발생률이 평균 9~21%까지 낮아졌다는 결과도 있다.

평생 동안 자전거를 더 많이 탄 사람일수록 이런 무릎 관절 보호 효과는 더욱 강하게 나타났다. 따라서 고정식 자전거 운동은 단순한 통증 관리용 운동을 넘어 연골 손상 예방, 건강한 연골 유지, 관절 기능 향상에 과학적으로도 의미 있는 효과를 보이는 운동이다. 그래서 필자는 무릎이 불편한 분들께 항상 이렇게 권한다. "걷기 운동만 고집하시지 말고 고정식 자전거 운동을 병행하세요. 무릎 속 연골을 마사지한다고 생각하세요."

무리하지 않고 하루 20분씩만 천천히 꾸준히 하면 충분하다. 그렇다면 조용하고 부드러운 페달 소리와 함께, 어느새 무릎이 한결 가벼워지고 건강해지는 느낌을 받을 날이 올 것이다.

운동 시간은 매일 조금씩 할 때는 매우 낮은 강도로 20분을 넘지 않는 것이 좋고, 20~40분 정도의 운동을 할 생각이면 하루나 이틀 걸러 한 번씩 하는 것이 좋다. 운동으로 피로해진 관절의 근육과 힘줄 조직들이 회복할 시간을 줘야 하기 때문이다.

운동 전에는 반드시 짧게라도 무릎 관절의 준비운동을 하는 것이 좋다. 온찜질을 한 다음에 운동을 시작한다면 혈액순환과 근육의 이완 작용으로 인해 운동할 때 부드럽게 움직일 수 있고 부상도 예방할 수 있다. 운동을 마친 후에는 냉찜질을 10~15분 이내로 해주면 관절 통증과 염증 반응을 감소시킬 수 있으므로 잊지 말고 냉찜질로 마무리하는 것이 좋다.

운동 강도는 매일, 또는 매주 관절 상태에 맞게 조정해 줘야 한다. 운동 강도를 모니터링하는 가장 좋은 방법은 운동하기 전과 운동하는 도중, 그리고 마친 후 각각 통증이 있었는지를 스스로 돌이켜 생각해 보는 것이다.

운동 직후에는 어느 정도의 통증은 있을 수 있다. 그러나 통증이 운동 후 2시간이 지나도 계속되거나 당일 밤, 또는 그 이상을 넘어 다음 날 아침까지도 느껴진다면 그 운동은 강도가 과한 것이다.

무릎 건강을 위해서는 가능한 한 오랜 시간을 개개인이 가능한 편안한 강도의 범위 안에서 운동하는 것이 매우 중요하다. 그렇다고 해서 무릎이 아프다고 모든 운동을 당장 중단하는 것은 좋지 않은 선택이다. 갑자기 운동을 끊어버린다면 오히려 체중이 늘고 근육의 약화를 초래하여 무릎 관절염에 악영향을 주기 때문이다.

그러나 관절염이 심하게 진행된 3, 4등급의 경우라면 모든 운동이나 일상생활의 활동들이 통증을 유발시킬 수 있다. 통증으로 인해 운동량이 줄어들면 체중 증가가 가속화되어 관절염에 악영향을 주어 통증이 더 심해지는 악순환에 빠진다. 이런 단계에 이르게 되면 수술을 심각하게 고민할 수밖에 없다.

이러한 여러 가지 이유로 인해 무릎에 무리를 전혀 주지 않으면서도 관절의 근육과 힘줄의 강도에 긍정적인 영향을 줄 수 있는 운동들을 알아두는 일은 관절 연골의 보존을 위해 매우 중요하다. 무엇보다 핵심적인 운동은 바로 '대퇴사두근 운동'인데 정확한 용어는 등척성 대퇴사두근 강화 운동(Isometric Quadriceps Setting Exercise)이다.

이 운동은 무릎에 체중이 실리지 않으면서도 무릎 관절의 안정성과 기능에 가장 중요한 부분인 허벅지 전면 근육을 강화하는 방법이다. 요추 디스크 병의 관리에 매켄지 운동이 있다면 무릎에는 이 등척성 대퇴사두근 강화 운동이 절대적으로 필요하다고 강조하고 싶다.

허벅지 앞쪽에 위치한 대퇴사두근은 우리 몸에서 아주 중요한 역할을 하는 근육이다. 이 근육은 그 이름처럼 네 부분으로 형성된다. 허벅지의 바깥쪽, 가운데, 안쪽에서 각각 시작하는 세 근육(내·외측광근, 중간광근)과, 골반뼈에서 시작해 고관절의 앞을 지나오는 한 근육(대퇴직근)이 무릎뼈(슬개골)에서 하나의 단단한 힘줄로 합쳐져 정강이뼈의 거친 면에 붙는다. 그리고 무릎뼈는 대퇴사두근이 만들어 낸 힘을 정강이뼈로 전달하는 도르레(pulley) 역할을 하게 된다. 이 근육은 무릎을 펴 주는 역할을 하기에 앉았다 일어나거나 걷고 뛸 때 몸을 지탱할 수 있게 된다. 걸을 때는 지면으로부터 전해지는 충격을 흡수하는, 마치 자동차의 서스펜션 같은 역할을 하여 무릎에 가해지는 부담을 줄여주고, 높은 곳으로 오를 때는 몸을 위로 들어올리고, 반대로 낮은 위치로 내려갈 때는 몸의 위치를 서서히 낮춰준다. 그래서 모든 하체 운동이나 일상생활 동작에서 이 대퇴사두근은 일을 아주 많이 하는 근육이다.

'이렇게 중요한 대퇴사두근을 강화하는 일은 또 얼마나 어려울까' 미리 걱정할 필요는 없다. 왜냐하면 관절염 환자들이 따라 할 수 있을 정도의 운동 강도여야 하기 때문이다. 동작이 어려워도 안 되고 강도가 강해서도 안 된다는 조건을 딱 충족할 정도의 운동이어야 한다. 대표적인 대퇴사두근 운동 동작을

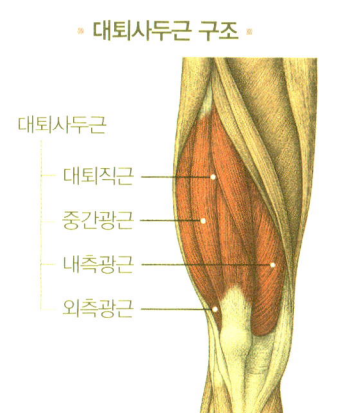

▪ 대퇴사두근 구조 ▪

대퇴사두근
- 대퇴직근
- 중간광근
- 내측광근
- 외측광근

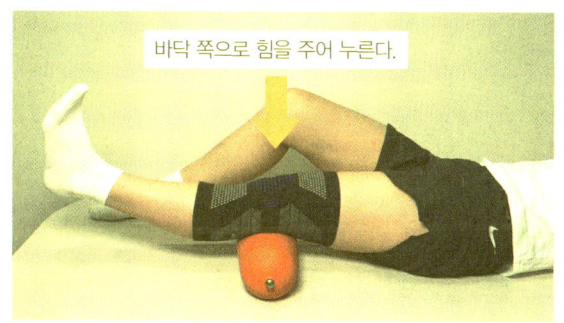

▪ 대퇴사두근 운동 ▪

바닥 쪽으로 힘을 주어 누른다.

※ 무릎을 편 뒤 바닥 쪽으로 힘을 주어 고무 튜브를 누른다.

알아보면 다음과 같다.

이 대퇴사두근 운동 동작은 방바닥이나 침대같이 다리를 쭉 펼 수 있는 곳이라면 어디서든 할 수 있다. 운동 방법은 먼저 '대퇴사두근 운동' 사진처럼 엉덩이를 바닥에 대고 양손으로 바닥을 짚어 몸을 지탱해 준다. 그런 뒤 운동하고자 하는 쪽 무릎 아래에 수건을 말아서 받치는데 무릎은 약간만 구부러지게 하면 된다. 그리고 나서 허벅지 앞 근육에 힘을 주어서 무릎의 뒷부분으로 수건을 누른다.

이때 발끝을 자신의 몸쪽으로 당기는 동작, 즉 발목 신전 동작을 함께하면 운동 효과가 증가한다는 연구결과도 있다. 주의할 점은 발끝을 당기는 일에만 주의를 집중하다가 정작 허벅지 앞 근육에 힘을 주는 일을 잊어서는 안 되기에 정확한 동작을 익히는 것이 중요하다.

대퇴사두근 운동은 한 번에 10회 정도를 하면 되는데 1회 때 5초 유지 후 1초 휴식을 반복해 주면 된다. 이렇게 10회를 1세트로, 본인의 통증 정도나 체력에 따라 3~5세트를 하루에 3회씩 매일 꾸준히 한다면 허벅지 근육을 강화할 수 있다.

무릎 관리에 도움을 줄 수 있는 건강보조제

무릎 관리를 위한 또 다른 생활습관 변화는 건강보조제를 복용하는 일이다. 몇 년 전에 글루코사민과 콘드로이틴 성분의 건강보조제가 전국적으로 선풍적인 인기를 끌었던 적이 있다. 요즘에는 그 외에도 리프리놀, MSM 성분 등이 함유된 제품들이 무릎 관절에 효과가 있다고 알려져 많은 관절 환자의 관심을 끌고 있다.

글루코사민과 콘드로이틴은 관절 연골의 대사를 도와서 일정 부분 통증을 줄여주고 연골 파괴를 방지할 수 있으며 약한 소염 작용도 있는 것으로 알려져 있다. 일반적으로 글루코사민 1,500mg/일, 콘드로이틴 800~1,200mg/일 정도의 복용이 권장된다.

이러한 건강보조제는 심각한 부작용이 거의 보고되지 않았으나 콘드로이틴 성분은 혈액을 묽게 만드는 약인 헤파린과 분자 구조가 일부 유사하므로 항혈전제를 복용 중인 사람이라면 의사와 상의 후에 복용하는 것이 안전하다. 소화기계 부작용이과 졸음 현상이 드물게 나타날 수 있으며 임산부와 어린이에게는 추천하지 않는다.

비타민C는 항산화 기능을 가진 대표적 영양소이면서 염증을 줄이는 작용도 있어 권장된다. 또한 비타민C는 콜라겐 합성에 관여하기 때문에 관절염으로 인한 연골, 인대의 재건을 위해 필요한 영양소이다.

MSM은 유기 황 화합물인 메틸설포닐메테인(Methylsulfonylmethane)의 약자이다. 화학식은 $(CH_3)_2SO_2$로 디메틸설폰이라고도 한다. 흔히 식이유황이라고도 알려져 있다. MSM은 인체 결합조직의 주요 성분인 프로테오글리칸의 합성에 관여하며 상처 치유 효과를 촉진한다. 그래서 2007년 대한민국 식약처에서 생리활성기능 2등급, 즉 관절건강에 도움을 줄 수 있음을 인정받아 MSM은 최근까지 글루코사민, 콘드로이틴 성분과 함께 많은 관절염 환자들의 관심을 받는 영양소이다.

MSM의 권장 일일 섭취량은 1.5~2g이지만 실제 사용량은 1일 2~8g까지 증감할 수 있다. 부작용은 위장장애, 수면장애, 출혈 경향, 두

통 등이지만 대부분은 심각하지 않다고 알려져 있다.

약물 치료

무릎 통증이 생겼다면 먼저 활동을 줄이고 무릎에 무리가 가지 않도록 휴식을 취하는 일이 필요하다. 그다음은 적절히 진통제를 복용하여 빠르게 통증을 줄여줘야 한다. 가장 흔히 사용되는 진통제는 이부프로펜(Ibuprofen), 나프록센(Naproxen), 셀레콕시브(Celecoxib), 에토리콕시브(Etoricoxib), 아세클로페낙(Aceclofenac), 멜록시캄(Meloxicam), 아세트아미노펜(Acetaminophen), 아스피린(Aspirin) 등이다.

아세트아미노펜은 진통 성분이 주 효능이고 염증을 줄이는 효과는 없다. 이 약의 장점은 진통 효과가 빠르게 나타나고, 위장장애가 적으며, 출혈 경향을 만들지 않는다는 점이다. 그러나 과량 또는 장기간 복용 시 간(肝:Liver) 독성이 문제가 될 수 있으므로 주의를 요한다.

반면에 아스피린, 이부프로펜 계열, 나프록센 계열의 약들은 염증 치료 효과가 크고 진통 효과도 우수하지만 위장관 부작용과 출혈 경향의 증가 부작용이 있다. 그래서 병원이나 의원에서 이러한 진통제를 처방받으면 대부분의 의사는 위장관 부작용을 줄이기 위해 위장관 보호제를 함께 처방한다. 그러나 처방 없이 일반 약을 구입해 복용할 때는 약사의 복용 지도를 받아 위장관 부작용에 따른 불편감을 예방하길 권한다.

드물게 소염진통제 성분의 약(NSAID)들에 알레르기 증상을 보여 몸이 붓는 증상이나 피부 가려움증을 호소하는 사람들도 있다. 이런 경험이 있는 사람은 약 이름을 잘 기억해 두었다가 병·의원을 방문해 진료할 때마다 알려 의사가 안전하게 처방하게끔 하는 것이 환자 자신을 보호하는 길임을 기억해야 한다. 불가피하게 장기간 약을 먹어야 할 경우라면 3~6개월마다 혈액 검사를 통해 간 기능과 신장 기능의 이상 유무를 확인해야 한다.

위장관 부작용과 출혈 경향이 없도록 개발된 약이 셀레콕시브(Celecoxib, 상품명 쎄레브렉스)로 대표되는 COX2(콕스2) 억제제들이다. 이 약은 특히 고령의 관절염 환자들이 장기간 복용하는 데 적합하다. 그 외에도 많은 약이 개량되었고 위장관 보호제들과의 융합을 통해 한 알에 두 가지 약효를 낼 수 있는 신약들이 많이 개발되어 있다. 그래서 위장관 부작용이 우려되는 사람들에게는 이러한 병합제제들의 처방이 더욱 효과적이다.

마지막으로 무릎 관절 관련해 이 약을 설명하지 않고 지나갈 수 없는데 그 약은 바로 스테로이드이다. 워낙에 인체에 해로운 이미지와 인식이 널리 퍼져서 절대로 먹으면 안 되는 약으로 알려졌지만 모든 의사에게 이 약에 대해 물어보면 대부분은 긍정적 효과 외에 부정적 효과를 언급하면서도 쓸 때는 써야 한다는 의견을 말할 것이다. 그 이유는 스테로이드라는 성분은 강력한 염증 치료 물질이기 때문이다.

스테로이드는 먹는 약으로도, 근육주사나 정맥주사로도 투여할 수 있지만 가장 흔히 사용되는 형태는 먹는 약이다. 스테로이드

(Glucocorticoid : GC : 글루코코르티코이드)는 강력한 항염증 효과와 면역조절 효과를 가진 약제로 류머티즘 질환을 포함한 다양한 질환에서 사용되고 있다. 그러나 골관절염 치료를 위해서는 염증이 극심할 경우 단기간에만 사용해야 한다. 통증의 근본 원인이 염증만은 아니기 때문에 여러 가지 부작용을 감수할 필요가 없고 스테로이드를 대체할 만한 효과 좋은 소염진통제들이 많기 때문이다.

주사 치료

스테로이드 주사

골관절염 주사 치료 방법 중에서도 스테로이드 주사는 가장 오래전부터 사용되어 온 약물이며 덱사메타손(Dexamethasone), 메틸프레드니솔론(Methyl Prednisolone), 트리암시놀론(Triamcinolone) 등이 주로 사용된다. 이런 약제들은 신속하고, 통증 감소가 분명하며, 증상개선이 오래 지속된다는 장점이 있다.

그러나 바늘에 찔리는 고통을 감수해야 하고, 증상 호전 기간이 짧을 수도 있으며, 반복적으로 주사를 맞을 때 관절이 미세하게 손상될 위험성이 있는 것도 사실이다. 관절 주변의 연부조직(Connective Tissue)이 연약해질 수 있고 관절 연골이 점차 퇴화하는 경우도 있어서 치료의 효과를 떨어뜨린다.

그래서 이 주사 치료는 한 관절당 1년에 3~4회 이내가 적절하며 3

개월 정도의 간격을 지킬 것을 권장한다. 주사 치료만으로 골관절염의 진행을 완벽히 막을 수는 없기에 생활습관 조정, 재활 운동치료, 영양소 섭취 등의 다른 관리법과 병행해야 한다.

히알루론산 주사

골관절염 환자의 관절액은 정상인의 관절액보다 묽어지고 윤활 효과와 충격 흡수 작용이 감퇴한다. 그래서 골관절염 환자에게 히알루론산 주사를 주입하면 관절액의 점성이 증가하고 걸쭉하게 되는데 그럼으로써 윤활 작용과 충격 흡수력을 높일 수 있는 것이다. 또한 이 성분은 관절 연골 표면의 파괴를 지연시키고 손상된 연골의 복구에도 도움이 된다. 게다가 염증 치료 효과도 있다.

히알루론산이 20여 년 전 처음 국내에서 출시되었을 때는 5회 제형(주 1회 주사)을 6개월마다 맞도록 권고됐고 그 후 분자구조를 개량하면서 3회 제형, 1회 제형을 6개월마다 맞는 것으로 개량 출시되었다. 세 가지 제형 모두 현재까지 유통되고 있다 보니 오히려 환자들은 주사를 몇 번 맞는 것이 치료에 더 효과적인지 의문이 생긴다.

필자의 진료 경험으로 미루어 추천하자면 상대적으로 젊은 연령인 30~40대나 병원에 자주 갈 시간이 없는 사람이라면 1회 제형을 6개월마다 맞는 것이 적합하고, 연령과 상관없이 매주 1회씩 병원을 방문할 수 있는 사람이라면 3회 제형이 가장 적합하다.

이 히알루론산 주사 치료는 정확히 가이드라인이 정해지진 않았지만 5회 제형은 기본 3회 주사 치료 일정을 마친 후에 경과를 관찰해

보다가 증상의 개선이 기대만큼 나타나지 않을 때 보충 치료로 사용해 볼 수 있다. 5회 제형은 무릎 이외의 관절에도 하이알린 연골이 존재하는 곳이면 사용할 수 있다.

폴리뉴클레오타이드 주사

또 다른 점탄성 보충 기능을 가진 주사 치료제로는 폴리뉴클레오타이드(Polynucleotide)가 있는데 이 이름은 분자구조에서 유래했다. DNA와 RNA의 기본 단위인 염기, 5탄당, 인산을 합친 구조를 뉴클레오타이드라고 하며, 이런 뉴클레오타이드들의 결합체를 폴리뉴클레오타이드로 이름 붙인 것이다.

이 폴리뉴클레오타이드 물질은 연어과 어류의 정자로부터 정제된 중합체(Polymer)이며 다량의 물과 결합하여 3차원적 겔 형태를 이루는 성질을 가진다. 관절강 내 주입된 후에는 효소에 의해 절단되어 점점 작아져서 올리고뉴클레오타이드 형태로 서서히 방출되며 이런 과

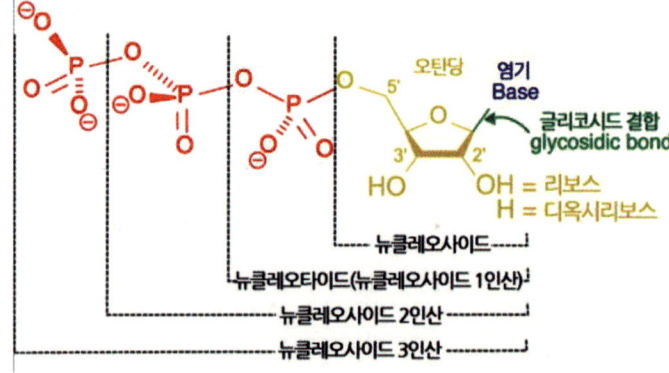
▪ 뉴클레오사이드와 뉴클레오타이드 ▪

정의 최종 생성물은 세포기질의 기본 단위인 단순 뉴클레오타이드(Nucleotide)나 뉴클레오사이드(Nucleoside) 그리고 염기가 된다.

DNA 합성 과정 중 회수경로(Salvage Pathway)라는 과정이 있는데 이는 세포나 생리적 물질이 분해되면 생기는 부산물을 회수하여 DNA 합성에 이용하는 과정을 말한다. 쉽게 말해서 폴리뉴클레오타이드가 분해되어 생기는 퓨린 또는 피리미딘 같은 염기들이 DNA의 합성 경로 중 회수경로에 이용된다는 의미이다. 이렇게 됨으로써 신생합성경로(De Novo Pathway)에 비해 적은 에너지로 신속하게 DNA 합성과 세포 재생을 유도할 수 있다는 이론이다.

이 기전의 중요성은 일부 조직에서 신생합성경로가 작동되지 않을 때 유일한 DNA 합성 경로가 된다는 것이다. 퓨린, 피리미딘 등의 염기들은 원래 세포 대사에 이용되므로 이론적으로 폴리뉴클레오타이드를 관절강 내로 주입함으로써 관절 연골의 항상성(Homeostasis) 및 연골 보호 역할을 제공하고 관절강 내 환경의 생리학적 회복을 위한 영양소들을 제공할 수 있게 된다.

또 다른 작용 원리는 아데노신 수용체와 결합하는 것으로 특히 아데노신 A2A 수용체와 결합하는데 이 아데노신 수용체의 활성화는 일반적으로 항염증제로 분류될 수 있는 일련의 반응을 일으킨다. 즉, 염증성 사이토카인(Inflammatory Cytokine)들은 억제하고 IL-10(인터류킨 10 : Interleukin 10) 같은 항염증성 사이토카인은 증가시켜 항염증 작용을 하게 된다.

또한 각종 성장인자 분비로 골모세포(Osteoblast)와 연골세포

(Chondrocyte)를 활성화하여 손상된 인체 연골세포의 복구에 기여할 수 있고, 혈관내피세포 성장인자(Vascular Endothelial Growth Factor)를 증가시켜 혈관신생의 촉진을 통해 국소 혈류를 증가시킬 수 있다.

그 밖에도 폴리뉴클레오타이드는 인체 연골세포인 CHON-001 세포가 손상되었을 경우 활성화 및 증식을 촉진한다는 실험 연구결과가 있으며 연골세포 내 활성산소를 제거하는 것으로도 나타났다. 이러한 이유로 폴리뉴클레오타이드 성분의 주사제는 손상된 연골 세포를 여러 가지 기전으로 복구시킬 수 있는 것으로 보이고, 무릎 골관절염 환자의 증상 개선을 위한 치료재료(Medical Device)로 허가받아 임상에서 사용되고 있다. 그렇다면 이 두 가지 주사제는 실제 진료 현장에서 어떻게 활용되는 것이 좋을까?

히알루론산 vs 폴리뉴클레오타이드

히알루론산과 폴리뉴클레오타이드 두 제형 모두 젤리 형태이며 주사기에 들어 있는 채로 제품화되어 의료기관으로 공급되고 외관상 거의 같은 모양이지만 분명히 서로 다른 물질이다. 히알루론산은 우리 몸의 관절액 구성 성분과 같은 물질을 합성한 것이고, 폴리뉴클레오타이드는 특정한 인체 성분이 아닌 몸의 어떤 세포든지 분해되었을 때 생성되는 DNA의 조각들 같은 성분을 젤리 형태의 주사액으로 만든 것이다. 더 쉽게 설명하면 히알루론산은 관절액 성분을 보충하는 것이고, 폴리뉴클레오타이드는 연골 회복의 촉진 가능성을 높이는 것이다.

개인적인 견해로는 의학적, 과학적 원리를 고려하였을 때 인체에 작용하는 방식이 다르므로 두 가지 치료제를 동시에 투여하는 것도 가능하다고 생각한다. 다만, 인체에 사용되는 의료용 치료제인 만큼 100%에 가까운 안전성을 확보하기 위한 연구가 계속 필요하기에 아직 국내에서 동시 병용 투여는 이루어지지 않고 있다.

현재에도 병합 치료에 대한 연구가 활발히 진행 중이며 만약 여러 연구에서 긍정적인 결과들이 나온다면 무릎 연골 보호와 재생이라는 두 가지 효과를 동시에 얻을 날이 올 것으로 기대한다.

콜라겐 주사

연골과 인대의 주성분은 콜라겐이다. 특히 연골 자체의 보호막 역할을 하는 휘판[3]의 주성분이 콜라겐이다. 연골 보호막인 휘판의 기능은 관절 표면의 마찰을 감소시키고 히알루론산, 프로테오글리칸(Proteoglycan), 연골세포가 손상되는 것을 보호하는 장벽 역할을 한다. 휘판 영역은 콜라겐 섬유소가 조직 표면의 평면과 평행하게 배치되어 관절의 전단응력(Shear Force)과 마찰력에 대한 저항성을 부여하기 때문에 관절 연골 조직에서 중요한 구성 요소이다.

골관절염 초기에 연골 표면에 손상이 생기면 연골의 두께 증식이

---

[3] 휘판(Lamina Splendens) : 연골 표면의 얇은 콜라겐층. 전자현미경으로 보면 반짝거리는 막처럼 보임.

저해되기 때문에 회복이 되지 않을 수도 있다. 연골판 손상 부위의 복구에 실패하면 손상된 성인 관절에서 이 결손 부위가 정상적으로 기능하지 못하여 궁극적으로 연골 파괴와 관절 기능 상실로 이어질 수 있다.

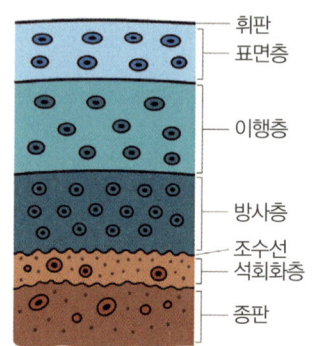

• 여러 층으로 이루어진 관절 연골 •

휘판
표면층
이행층
방사층
조수선
석회화층
종판

콜라겐은 약 300KDa의 분자량을 지닌 단백질로 인체 전체 단백질의 25~35%를 차지하며 주로 연골, 인대 같은 결합 조직 단백질의 핵심 성분이다. 하지만 이 콜라겐은 나이가 들수록 부족해진다. 콜라겐은 몸의 구성 성분 외에도 세포 수를 증가시키고 세포의 생존력을 유지하는 데 필요하다. 또한 혈소판의 성장인자 분비에도 필요하다고 한다. 이러한 콜라겐의 특성은 관절 연골 재생에 콜라겐이 중요한 요소임을 나타낸다.

콜라겐을 관절 연골 가까이 주사하여 관절염을 낫게 하려는 시도들은 계속됐었다. 1형 콜라겐 중합체를 골관절염 환자의 무릎 관절에 주입하여 효과를 봤다는 비교 시험 연구가 재닛 후루자와 카르바예다(Janette Furuzawa-Carballeda) 등에 의해서 2009년과 2012년에 보고된 바 있다. 또한 기존에 먼저 사용해 오던 히알루론산과 비교했을 때에도 그 효능이 뒤떨어지지 않았다.

장기간의 효과를 연구한 아드리안 보르하 플로레스(Adrian Borja-Flores)의 2020년 코호트 연구에서는 콜라겐 치료를 받은 무릎 관절염 환자 중 5년 후에 인공관절 수술에 이른 사람은 한 명도 없었고 통증

점수와 엑스레이 소견, 일상생활 활동 점수4) 등에서도 개선되었다는 연구결과가 발표되었다.

기존의 콜라겐 주사제는 이러한 긍정적인 효과에도 불구하고 힘줄에만 사용할 수 있어 연골 결손 부위를 치료하는 방법에서는 아쉬운 부분이 있었다. 그러다가 몇 년 전부터 콜라겐 성분을 무릎 관절 내에 주사할 수 있는 제형이 개발되어 현재에도 사용 중이다.

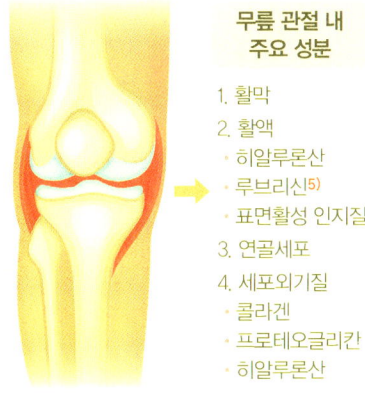

무릎 관절 내 주요 성분
1. 활막
2. 활액
   • 히알루론산
   • 루브리신5)
   • 표면활성 인지질
3. 연골세포
4. 세포외기질
   • 콜라겐
   • 프로테오글리칸
   • 히알루론산

히알루론산, 폴리뉴클레오타이드, 콜라겐 이들 세 가지 형태의 주사제들의 공통적인 장점은 안전성이다. 인체에 친화적이므로 거부반응이 거의 나타나지 않고 또한 다른 약제들과 상호작용으로 인한 이상반응도 거의 없다. 발생할 수 있는 부작용을 꼽는다면 주사 부위의 감염, 관절 내부로 정확히 주입이 안 되었을 경우 매우 아프다는 점 정도이다. 게다가 이 두 가지 부작용 모두 정해진 방법대로 정확하게 주입만 한다면 문제가 될 수 없는 것들이다.

주사 부위 감염은 주사 전 피부 소독을 확실하게 하고, 주사 직후에

---

4) 일상생활 활동 점수(WOMAC Index) : Western Ontario and McMaster Universities Osteoarthritis Index의 약자. 고관절 및 무릎 골관절염 평가에 널리 사용되는 3개 하위 척도(통증, 경직, 신체 기능), 24개 항목으로 구성된 설문 양식.
5) 루브리신(Lubricin) : Proteoglycan4의 다른 이름. 연골 표면의 윤활제 역할을 하는 물질.

는 피부에 주삿바늘이 들어갔던 부위를 다시 한 번 더 소독해 주고, 작은 반창고를 붙여서 하루 정도 청결을 유지하도록 환자에게 주의사항을 알려주는 것으로도 충분히 예방할 수 있다.

이런 주사들이 필요한 대상 환자군은 ① 진통제만으로는 통증이 완화되지 않는 경우 ② 수술받지 않기를 원하는 3등급의 무릎 관절염 환자 ③ 관절염의 진행을 억제하길 원하는 1~3등급의 환자 ④ 무릎의 손상 우려가 많은 스포츠를 즐기는 성인 등이다. 즉, 이 주사들이 필요한 사람들은 무릎이 아픈 거의 모든 성인이 해당된다.

단, 무분별한 남용을 막기 위해 건강보험의 기준은 1~3등급에 포함되는 무릎 관절에 한 부위당 주 1회로 제한할 것을 권고하고 있으며, 제형에 따라 차이는 있지만 1~5주에 걸쳐 주사하도록 기준을 정해

관절강 내 주사제 3종 비교

성분	히알루론산	폴리뉴클레오타이드	콜라겐(I형)
특징	점탄성 마찰 완화 통증 감소 관절 기능 향상	점탄성 마찰완화 통증 감소 관절 기능 향상 세포외기질 합성촉진 항염증 혈관 재생	점탄성 마찰완화 연골구조단백질 제공 콜라겐 생합성 휘판 보충
치료 횟수	1, 3, 5회	3~5회	1~5회
1회 주사 용량	1회 형 : 60mg/3ml 3회 형 : 20mg/2ml 5회 형 : 25mg/2.5ml	40mg/2ml	1회 형 : 3ml 2회 형 : 3ml 3회 형 : 1ml 5회 형 : 1ml

* 현재 주사제는 I형만 존재

놓았다. 아무리 안전한 약제라도 인체 내부로 주입하는 방식인 만큼 신중을 기해야 하기 때문이다.

그러나 이런 약제들만으로 골관절염의 진행을 완벽하게 예방할 수는 없기에 의사뿐만 아니라 환자 자신도 관절에 무리를 주지 않도록 평상시 생활습관을 바꾸고, 적절한 운동요법으로 재활 관리를 꾸준히 해주어야 한다.

BMAC

줄기세포 치료 효과는 거의 자연 연골로 재생을 유도할 수 있어서 환자의 삶의 질 개선을 기대할 수 있다. 현재 국내 의료계에 소개된 치료법인 자가골수 흡인 농축액 주사법이 사용되는데, 정식 명칭은 Bone Marrow Aspiration Concentration : BMAC이며 골수 흡인 농축물, 관절강 내 주사 치료라는 뜻이다. 이 치료법은 골반뼈의 골수에서 추출한 분화 전 단계인 중배엽성체 줄기세포가 포함된 농축액을 연골이 결손된 부위에 주사기로 주입하여 연골 재생을 유도하고 궁극적으로는 통증 완화와 기능의 회복을 돕는다.

연골 손상 범위가 $2cm^2$ 이하일 경우에 이 치료를 적용할 수 있고, 주사기를 이용해 시술하기 때문에 수술처럼 신체적·심리적 부담이 크지 않으며, 시술 시간도 30분~1시간이면 충분하다는 것도 장점이다. 또한 환자 자신의 골수를 채취하여 원심분리 조작 후 바로 주입하기 때문에 치료받는 환자의 거부감도 적다. 반면 이 치료는 모든 무릎 관절염 환자가 대상이 되지는 않으며, 관절염 2~3단계에서만 적용하는 것을 권고한다. 연령이 높아질수록 줄기세포의 양이 감소하기 때문에 기대효과가 떨어질 수 있다는 점이 단점이다.

"이런 거 물어봐도 될까요?"
치료에 대해

Q 스테로이드 주사는 무릎 관절에 반복해 맞아도 되나요?

스테로이드 주사의 치료 횟수는 확정된 기준은 없으나 반복적으로 맞게 된다면 무릎 관절 주변의 연부조직들이 연약해지기 때문에 한 관절에 3개월 간격으로 3~4회/년 정도로 권고하고 있습니다. 그래서 만약 스테로이드 주사를 무릎 관절에 4회 정도 맞고도 통증이 지속될 때에는 스테로이드 주사 이외의 다른 치료 방법을 고민해야 합니다.

인공관절 전 단계 수술의 종류

과거에는 골관절염 환자들의 치료 방법이 약을 먹거나 수술뿐인 시절도 있었으나 현재는 수술과 비수술 사이에 다양한 치료법들이 개발되었다. 이번에는 무릎 관절이 최종단계 치료법인 인공관절 치환술을 받을 정도로 진행되기 전 단계의 무릎 관련 증상에는 어떤 것들이 있고 치료 방법에는 어떤 것들이 있는지 알아보자.

관절내시경

무릎 통증이 약물, 주사, 재활 운동, 물리치료 등의 보존적 치료만으로 다스리기 어려운 경우라면 다음 단계로 수술을 고려해야 한다. 인공관절 전 단계에서 가장 덜 침습적인 수술 방법은 관절내시경을 활용한 수술이다. 무릎에 작은 구멍 두 군데 또는 세 군데를 뚫고 촬영용 카메라, 세척관, 절삭기를 삽입하여 모니터에 전송되는 영상을 보면서 치료하는 방법이다.[6]

관절내시경의 수술 시간은 대략 1시간 이내로 이루어지며 전신 마취, 척추 마취 모두 가능하다. 피부와 근육을 절개하는 과정이 없기 때문에 환자에게는 부담이 적은 수술이다. 관절내시경으로 할 수 있는 치료적 조작은 간단하게는 생리 식염수 세척, 손상되고 탈락된 조직의 제거, 연골 성형, 활막 절제, 반월판 손상 부위 절제 혹은 봉합, 연골 재생을 촉진시키는 다양한 수술법 등이 있다.

관절내시경 수술은 입원 기간이 짧고 수술 후 당일 퇴원도 가능하다. 하지만 수술 후 1~3일 정도는 목발을 사용하여 수술한 다리에 체중이 실리지 않게 해야 한다. 샤워는 수술 후 2일 정도 후에 가능하다.

연골 재생 치료술

골관절염에서 가장 핵심적인 문제는 연골이 파괴된다는 점인데 손상된 연골은 자연회복이 불가능하기 때문에 예방과 치료에 초점을 맞춰야 한다. 그렇기에 인공관절 수술을 하기 전 단계에서 연골의 회

---

[6] 이 책에서는 이러한 관절내시경 수술 방법을 자세히 다루지 않을 예정이다. 왜냐하면 필자는 정형외과 의사가 아닌 재활의학과 의사이기 때문에 직접적인 수술에 대해서 상세히 기술할 능력도, 자격도 부족하기 때문이다. 다만 이 책에서는 환자보다 조금 더 이해하는 입장에서 이 관절내시경을 소개하는 정도로만 기술하려 한다.

복을 위한 여러 가지 수술 및 시술법들이 개발되어 있다. 그 방법들은 대부분 관절내시경을 사용해야 하는 방법들이다.

연골 재생 유도술

연골의 재생을 유도하는 방법으로는 골수자극술, 카티스템, BMAC 등이 있다.

골수자극술

미세골절술 또는 다발성천공술이다. 손상된 무릎뼈의 연골 부위에 여러 개의 구멍을 내어 뼛속의 골수를 분출시켜 연골의 재생을 유도하는 방법이다. 골수의 줄기세포 역할을 이용하는 개념이다.

카티스템

골수자극술 방법과 인체 탯줄에서 채취한 줄기세포를 더해 미세천공술 부위에 이식하여 보강하는 방법이다.

BMAC

골수 흡인 농축물 주사 치료법으로 분류되어 앞서 설명하였다.

자가 골연골 이식술

2~4cm²의 작은 크기의 연골 결손이 있는 경우 무릎의 건강한 연골과 골을 떼어 손상 부위에 이식하는 방법(Osteochondral Autograft

Transplantation)이다. 사체 조직에서 떼어낸 골-연골 이식편을 사용할 수도 있다.

자가 연골세포 이식술

$4cm^2$ 이상의 손상에도 적용할 수 있는 방법으로 환자 본인의 무릎에서 소량의 건강한 연골 조직을 채취하여 연골 세포를 분리한 후 체외에서 대량 배양한다. 배양된 연골 세포를 손상 부위에 이식하여 실제 연골에 중요한 성분인 초자연골(Hyaline Cartilage)의 재생을 유도하는 방법(Auotologus Chondrocyte Implantation)이다.

절골 수술

절골 수술은 뼈를 잘라서 무릎 관절의 정렬을 정상에 가깝도록 바꿔주는 치료법이다. 무릎 관절염이 가속화되는 원인 중 하나가 바로 무릎의 O자형 혹은 X자형 다리 변형으로 대표되는 부정렬 변형이다. 부정렬, 즉 무릎 관절이 휘어지는 것을 방치하면 관절의 안쪽 또는 바깥쪽 연골이 심하게 마모될 수 있는데 이때가 인공관절 수술을 결정하기에는 아직 아까운 상태인 경우가 많다. 또 이러한 부정렬성 관절염은 비교적 젊을 때부터 겪는 문제이기 때문에 인공관절 수술을 받기에는 이른 연령으로 분류된다. 이런 경우 더 이상의 관절염 진행을 막기 위해 절골술을 실시하게 된다.

절골 수술의 최종 결과는 관절 연골의 손상 부위에는 체중이 덜 실리고 정상 연골 부위에 걸리는 체중 부하는 증가시킬 수 있도록 다리의 정렬을 맞추는 일이다. 이 절골 수술은 일반적으로 보행기나 목발을 사용하여 장기간 체중을 지지하지 않을 수 있는, 즉 상체의 근력이 확보된 환자에게 추천한다. 다시 말해 이 절골 수술은 노인보다는 장년층의 골관절염 치료에 적합하다고 할 수 있다. 절골 수술 후 뼈의 유합은 2~3개월 정도 걸리는데 그동안 무릎 주위 근력 저하 또는 경직이 생길 수 있다.

필자와 같은 재활의학과 의사의 관점에서 보면 절골 수술은 생체역학적으로 다리의 정렬을 교정한다는 점에서 매우 좋은 수술법이다. 다만 수술 후 장기간 체중 부하를 하지 못하여 근력 저하와 근육 위축이 나타날 수 있으므로 수술 직후부터 체계적이고 안전한 재활 치료가 반드시 필요하다고 강조하고 싶다.

필자의 병원에 입원했던 절골 수술 환자들은 대부분 우수한 실력을 갖춘 정형외과의 의료진으로부터 수술받은 환자들인 데다가 환자들이 자발적으로 조기 재활을 원해 방문하기 때문에 대부분 1개월 이후부터 부분적으로 체중 부하가 가능하고 6~8주면 무리 없이 걷는 것을 볼 수 있다. 간혹 여러 가지 사정상 조기 재활 시기를 놓친 분들이 몇 주 늦게 재활을 시작하는 경우도 있는데 이러한 경우에는 보행을 하기까지의 시간이 길어져 환자가 어려움을 겪기도 한다.

| "이런 거 물어봐도 될까요?" |

수술에 대해

Q 관절내시경 수술 후에도 재활이 필요한가요?

네, 맞습니다. 관절내시경 수술 후에도 초기부터 재활 프로그램을 받는 것이 중요합니다. 수술 직후부터 첫 주까지는 통증과 부종을 줄이기 위해 진통제와 냉찜질, 다리 올리기 동작과 발목 펌핑 운동 등을 가볍게 해주시고 2주 이후부터는 관절 가동범위 회복, 근력 회복, 균형감각 회복, 심폐 기능 회복 등을 위한 재활 운동들을 의사와 물리치료사, 운동치료사 등 전문가의 관리하에 받아야 합니다. 스포츠 활동은 환자의 수술 상태와 개개인의 컨디션에 따라 4~6개월 이후부터 가능합니다.

4
인공관절 수술 이해하기

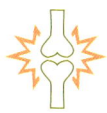

　인공관절 치환수술은 우리가 본래 가지고 있던 '관절'이라는 신체의 일부를 잘라내고 금속과 플라스틱으로 만들어진 새로운 '관절'을 몸에 탑재하는 수술 방법이다. 이 인공관절 치환수술은 첨단 의과학의 산물로 무릎이 새롭게 탄생하는 과정이라고도 말할 수 있다. 지금부터는 아픈 무릎 대신 새로운 무릎으로 탄생할 수 있는 인공관절 수술에 대해 본격적으로 알아보자.

인공관절 치환수술 시기

　인공관절 수술을 하는 가장 큰 목적은 무릎 통증의 해소이고 다른 하나는 무릎의 움직임을 최대한 자연스럽게 정상화하는 것이다. 즉,

무릎 인공관절 수술은 골관절염에 대한 최종 단계의 치료법이다. 그러므로 비수술적인 치료법들을 최대한 시도해 본 뒤에 인공관절 수술을 고려하는 것이 원칙이다. 그러나 간혹 통증이 너무 심하고 상태의 악화가 불을 보듯이 예상될 때라면 시간을 지체하지 않고 인공관절 수술을 하는 경우도 있다. 그렇다면 이 인공관절 수술은 언제 하는 것이 가장 적절할까?

인공관절 수술을 받아야 하는 첫 번째 조건은 엑스레이 검사에서 관절염이 심하다고 확인되었을 때이다. 그때는 켈그렌-로렌스 척도 3, 4등급에 해당하는데 이는 정강이뼈 위와 허벅지 뼈 사이의 간격이 상당히 좁아졌거나 거의 붙어 있는 정도일 때를 말한다. 허벅지 뼈에 무릎뼈, 즉 슬개골이 밀착된 경우도 같은 경우로 보는데 이 상태는 관절 연골이 거의 닳아 없어진 상태이기 때문이다.

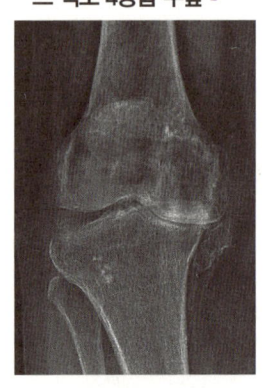

▪ 관절 연골이 거의 닳아 없어진 상태의 켈그렌-로렌스 척도 4등급 무릎 ▪

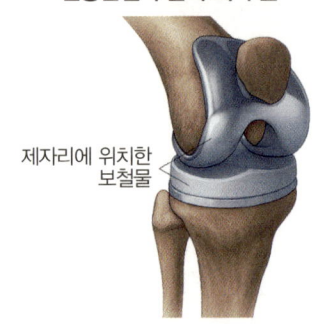

▪ 인공관절 수술 후의 무릎 ▪

제자리에 위치한 보철물

인공관절 수술이 필요한 두 번째 조건은 무릎 관절염 증상이 심각할 때이다. 엑스레이 영상 소견이 비슷하더라도 환자마다 통증과 기능 저하의 정도는 다를 수 있으므로 의료진과 환자의 신중한 판단이 필수적이다. 만약 계단 오르내리기, 앉았다 일어서기, 신발 신고 벗기, 차에 오르내리기, 장보기, 숙면, 지팡이 없이 걷기 등 기본적인 일상생활조차 어렵다면 인공관절 수술을 적극적으로 고려할 필요가 있다.

인공관절 수술에 적절한 연령은 따로 정해져 있지 않다. 과거에는 인공관절 삽입물의 수명이 10~15년으로 여겨져 재수술을 피하기 위해 가능한 한 수술 시기를 늦추는 경향이 있었다. 이는 환자가 여생 동안 수술을 한 번만 받게 하려는 취지이다.

그러나 최근에는 인공관절 수명이 길어지고 삶의 질을 중시하는 경향이 강해지면서 너무 오래 고통을 참기보다 적절한 시기에 수술을 받는 경우가 늘고 있다. 비교적 젊은 50~60대라도 심각한 통증을 참고 사는 것은 가혹할 수 있다. 또한 너무 오래 수술을 미루는 것이 오히려 무릎 건강에 해가 될 수도 있다. 장기간 기능 저하를 방치하면 나중에 수술하더라도 무릎 기능 회복이 어려워질 위험성도 있기 때문이다.

결론적으로 인공관절 수술 시점은 단순히 특정 기준을 충족하는 것을 넘어 의사와 환자가 충분히 소통하고 통증의 심각성, 삶의 질, 회복 가능성 등을 종합적으로 고려하여 신중하게 결정되어야 할 것이다.

양쪽 무릎 모두 인공관절 수술을 받을 예정이라면 몇 가지 더 고려할 점들이 있다. 첫째는 더 아픈 무릎을 먼저 수술받는 것이 좋다는 점이다. 만약 덜 아픈 쪽을 먼저 수술하면 수술 후 초기 재활 기간에 두 무릎이 모두 부실해져 재활 과정이 매우 힘들어지기 때문이다. 그러니 증상이 더 심한 쪽을 먼저 수술해야만 상대적으로 건강한 다리가 버텨주므로 재활 치료의 진행이 원활하다.

과거에는 두 무릎의 수술 간격은 3개월 정도가 좋다고 하여 먼저 수술한 무릎이 거의 회복되고 재활도 끝나는 시점에 다른 무릎을 수술하였다. 그런데 두 무릎을 두 번에 나누어서 수술할 경우에 회복과 재활의 총 기간이 상당히 길어진다는 단점이 있었다. 그래서 최근의 트렌드는 양쪽 무릎 수술을 하루에 함께하거나 늦어도 1~2주 정도의 간격을 두고 수술하는 쪽으로 바뀌었다.

한꺼번에 두 무릎을 수술하면 기존의 두 번에 나누어 수술하는 것보다 회복과 재활의 전체 기간이 단축되는 효과를 얻는 장점이 있다. 단점으로는 상대적으로 수술 시간이 길어져 감염이나 출혈의 위험성이 좀 더 클 수 있고 혈전 발생의 위험성도 올라간다는 점을 들 수 있겠으나 실제로 재활을 위해 전원된 환자들의 상태를 보면 나누어 수술하거나 동시에 수술한 방식에서도 차이가 없는 점을 알 수 있다.

환자나 의사의 입장에서도 인공관절 수술 결정은 매우 어려운 문제이다. 다행히 인공관절 수술은 비교적 만족도가 높은 수술 중 하나로 환자들은 인공관절 수술 후 80~90% 이상의 만족도를 보인다는 연구 결과도 있다. 그렇다 해도 인공관절 수술은 최대한 보존적 치료법들을 충분히 시도해 본 뒤 결정을 내리길 추천한다.

> "이런 거 물어봐도 될까요?"
인공관절 수술에 대해

Q 인공관절 수술 후에 관절에 좋다고 하는 영양제를 먹어야 하나요?

두 무릎을 모두 수술한 경우에는 해당 영양제를 꼭 먹을 필요는 없습니다. 인공관절 수술을 하고 나면 관절 영양제를 먹는 목적인 보호해야 할 관절이 사라지기 때문이죠. 단, 한쪽만 수술 받은 경우라면 수술받지 않은 쪽 무릎 관절의 보호를 위해 영양제를 먹어도 됩니다.

Q 인공관절 수술 시간은 얼마나 걸리나요?

수술 시간은 마취 포함하여 대략 1시간~1시간 30분 전후입니다. 이는 환자의 연령, 과거 수술 병력, 뼈 변형의 정도, 다리의 크기 등 환자의 체격 조건 등에 따라 달라질 수 있습니다.

인공관절 수술 전 가정에서의 준비 과정

만약 인공관절 수술을 받기로 마음먹었다면 이제부터는 수술부터 재활까지의 힘든 기간 동안 수술받을 병원과 재활병원을 거쳐 다시 집으로 돌아왔을 때를 대비한 가정 안팎의 준비에 신경을 써두어야 한다.

인공관절 수술의 목적은 그동안 당신이 겪어 온 통증이 사라진 삶을 누리고 더 많은 활동을 하기 위함이다. 그러나 인공관절 수술 후 몇 주 동안은 수술 전보다 훨씬 더 불편한 생활을 겪게 될 것을 각오해야 한다. 그래서 지금부터는 인공관절 수술 후의 신체 상태를 고려하여 미리 준비해 두어야 할 사항들을 하나씩 살펴보자.

집 안의 상태를 살펴 점검해 두자

집과 관련해 인공관절 수술을 받기 전에 고려할 첫 번째로는 들어가고 나오는 경로에 걸림돌이 될 만한 것들은 없는지를 살피는 일이다. 인공관절 수술 직후 몇 주 동안은 계단을 오르내리는 일이 무척이나 어렵고, 특히나 양쪽 무릎을 동시에 수술한 경우라면 계단을 오르내리는 일은 다리 근육의 재활이 충분히 이루어지기 전까지는 거의 불가능하다고 보면 된다. 그러니 재활 기간에는 계단 보행 요령에 대해 반드시 교육을 받고 훈련을 마쳐야 한다.

가능하다면 인공관절 수술 후의 계단 보행 시점은 최대한 늦추는 것이 좋지만 부득이하게 오르내릴 수밖에 없는 집 구조라면 목발이나 워커를 이용한 동작들을 미리 교육받아야 한다(그와 관련된 자세한 동작들은 뒤에서 다룰 예정이다).

요즘 대부분의 신축 아파트에는 공동 현관을 오르내리는 계단과 함께 경사로도 함께 설치되어 있어 수술 후라도 보행에 큰 무리가 없어 괜찮겠지만, 주택의 경우에는 대부분 집 외부뿐만 아니라 집 안에도 계단이 있는 경우가 많다. 이럴 때는 임시로 설치할 수 있는 경사로를 구입해 두는 것도 좋다.

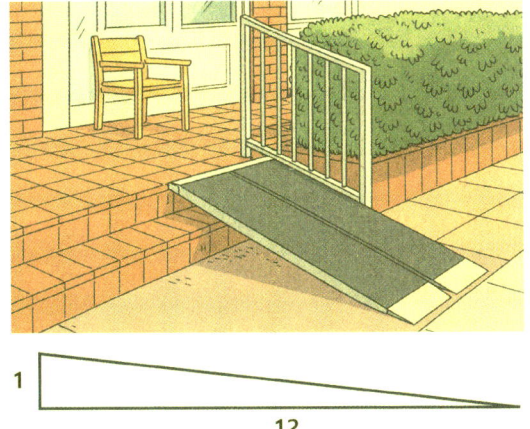

• 임시 경사로 •

※ 임시 경사로는 계단 수가 많지 않고 그 경사면이 높지 않을 경우에 사용할 만하다. 이러한 임시 경사로는 적당한 기울기를 가져야 하며, 해당 규격은 바닥에서 현관문까지의 높이 1cm당 바닥 12cm 정도로 1대12 비율이어야 한다.

집 안을 오가는 경사로를 준비해 두었다면 그다음 단계는 침실의 점검 차례이다. 아무래도 인공관절 수술 후 회복 기간에는 많은 시간을 침대에서 보내게 될 것이다. 그런 이유로 만약 침실이 2층 이상에 위치한 구조라면 임시로 1층에 침실을 마련해 두어야 한다. 침실뿐만 아니라 주 거주 공간 역시 회복될 때까지는 1층에 위치해야 하며 화장실과 욕실도 이동이 용이하도록 같은 층에 위치하는 것이 좋다. 퇴원 후 집으로 돌아온 첫 몇 주 동안에는 계단을 오르내리는 일이 매우 어렵기 때문이다.

종종 인공관절 수술을 마친 많은 환자가 침대보다는 소파나 리클라이너 의자에서 휴식을 취하거나 잠이 들 때가 있다. 이럴 때 주의할 점은 수술한 다리를 골반보다 조금 높게 올려놓는 것이다. 그렇게 해야만 수술한 부위가 덜 붓고 혈액이 다리에 고이는 현상도 줄일 수 있다.

또한 수술한 무릎 부위가 놓일 부분인 다리 받침이 분리된 경우, 소파에 누울 때 수술한 무릎의 뒷부분인 오금 부위가 잘 받쳐지도록 다리 받침을 소파 본체 가까이 최대한 당겨서 사용해야 한다. 그렇지 않으면 수술받은 인공관절 부위가 뒤로 꺾여지게 되어 통증이 심해질 수 있을 뿐만 아니라 인공관절에도 무리를 줄 수 있기 때문이다.

화장실 변기를 사용할 때는 이동식 변기 또는 변기용 손잡이를 준비해 두는 것이 좋다. 생활하는 반경에 놓인 물건들을 잡을 때 이용할, 손잡이가 긴 집게도 구입해 두면 도움이 된다. 그 외에 양말을 신

• 리클라이너 의자 종류 및 사용법 •

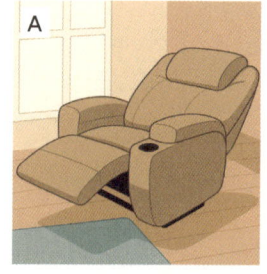 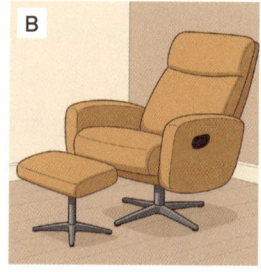 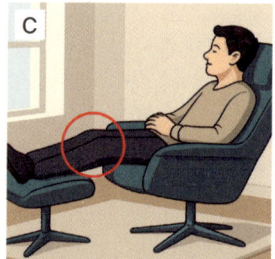

A : 다리 받침 일체형 리클라이너 B : 다리 받침 분리형 리클라이너
C : 다리 받침 분리형 리클라이너 사용 시 인공관절 무릎이 과신전되지 않도록 주의해야 한다.

• 인공관절 수술 후 도움이 될 만한 도구들 •

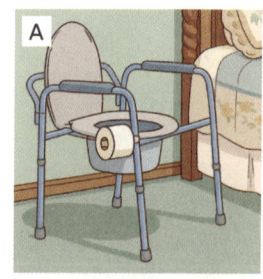 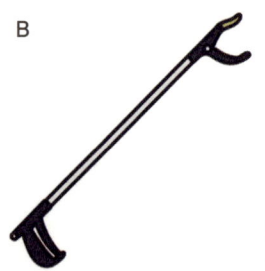 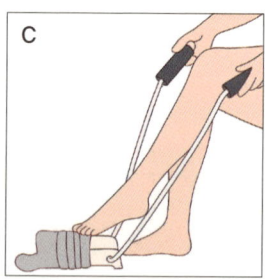

A : 이동식 변기 B : 집게 C : 양말 착용 도구

는 데 도움이 될 만한 도구도 구비해 두면 무릎을 구부리기 어려운 재활 초기 단계에서 유용하게 사용할 수 있다.

수술을 앞두고 배워두어야 할 운동들

인공관절 수술 전 환자의 근력과 지구력이 양호할수록 수술 후 회복과 재활의 속도도 빠르다. 그러나 무릎 통증이 심해져 수술을 받으려는 환자들에게 수술 후 회복과 재활을 위해 근력 강화운동을 시킨다는 것은 무리한 요구처럼 느껴질 수 있다. 그럼에도 불구하고 수술 전 재활 운동은 수술 후의 회복과 재활을 준비하기 위해서 꼭 필요하다.

인공관절 수술 전 재활 운동으로 적절한 운동은 주로 수영, 고정식 실내자전거, 노 젓기 운동 같은 저강도 유산소 운동들이다. 반면 수술 전에 시작해 두어야 하는 간단한 재활 운동들도 있다. 인공관절 수술을 앞두고 있다면 시작하기 좋은 적합한 다리 운동으로는 간단한 도구를 이용한 무릎 신전 운동 또는 대퇴사두근 운동이 있다.

수술 전 시작해야 할 재활 운동법

• 폼롤러를 이용한 무릎 신전 운동 •

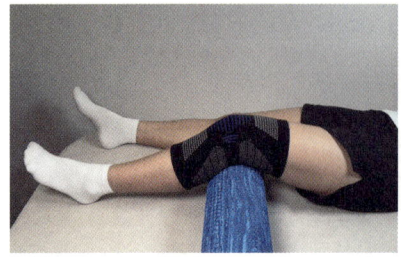 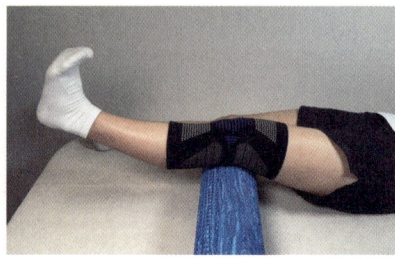

(1) 수술받을 무릎 아래에 폼롤러나 이불, 담요를 놓고 무릎을 천천히 펴서 아래 다리를 들어 올린다.
(2) 무릎이 거의 다 펴졌을 때 허벅지 앞의 근육인 대퇴사두근을 쥐어짜듯이 힘을 더 준다.
(3) 하루에 15~25회씩 3~5세트를 한다.

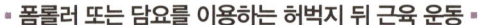

• 폼롤러 또는 담요를 이용하는 허벅지 뒤 근육 운동 •

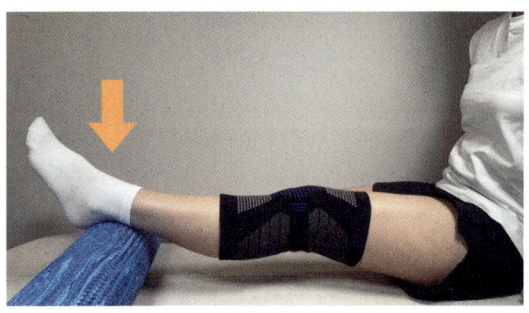

(1) 수술받을 무릎의 다리 뒤꿈치 아래에 폼롤러를 놓고 아래 방향으로 폼롤러를 누른다.
(2) 10~15초간 힘을 주고 풀기를 반복한다.
(3) 하루에 15~25회씩 3~5세트를 한다.

누워서 다리 들기 운동

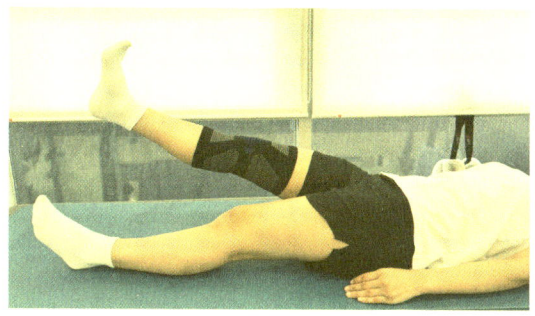

(1) 바닥에 누워 수술받을 무릎의 다리를 바닥에서 15~20cm 높이로 들고 5초 버틴다. 스스로 들어 올리기 힘들면 보조를 받아도 된다.
(2) 다시 천천히 다리를 바닥으로 내린다. 반대쪽 다리도 같은 동작을 한다.
(3) 하루에 15~25회씩 3~5세트를 한다.

누워서 다리 교차하여 들기 운동

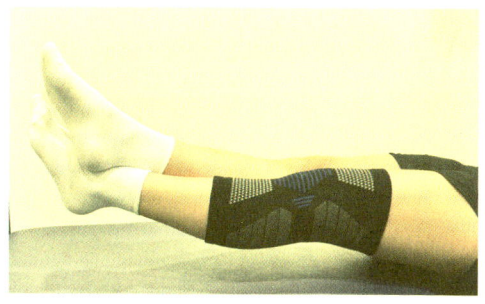

(1) 바닥에 누워 다리를 교차하여 아래에 위치한 수술받을 무릎쪽의 다리에 힘을 줘 들어 올리는 동작을 한다.
(2) 5초간 다리를 들었다가 서서히 내리기를 반복한다.
(3) 반대쪽도 교대로 한다.
(4) 하루에 15~25회씩 3~5세트를 한다.

※ 누워서 다리 교차하여 들기 운동은 반대 다리로 저항을 주는 운동으로, 무저항 운동인 누워서 다리 들기 운동보다 근력을 더 강하게 키울 수 있는 운동 방법이다.

▪ 의자 팔걸이를 이용한 삼두근육 운동 ▪

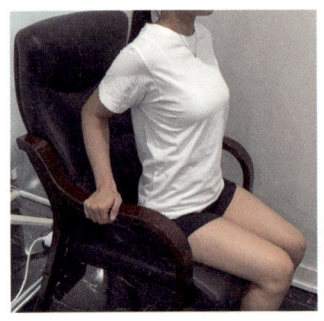 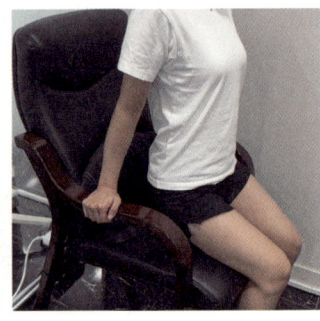

▪ 팔 관절통이 있는 경우의 삼두근육 운동 ▪

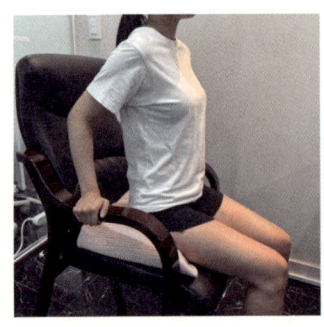 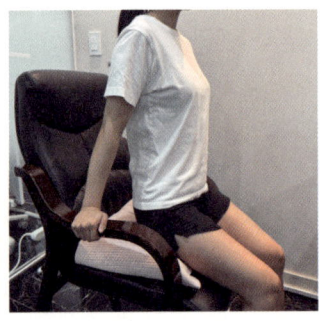

※ 삼두근육 운동은 수술을 앞두고 팔의 힘을 기르기 위한 운동 방법이다. 인공관절 수술 후 몇 주간은 무릎을 사용하지 못하게 되니 자연스럽게 팔을 많이 쓰게 된다. 특히 자고 난 뒤 몸을 일으키거나 잠자리에 들 때, 화장실 변기에 앉을 때, 차를 타고 내릴 때 등등 수술 전에는 충분히 다리의 힘만으로도 가능했던 동작들을 많은 부분 팔의 힘으로 감당해 내야 한다. 그래서 수술을 앞두고 있다면 팔 힘, 특히 삼두근육의 힘을 미리 단련해 둘 필요가 더욱 중요시된다.

삼두근육을 키우는 운동법으로는 팔걸이가 있는 의자에 앉아 양팔을 편 뒤 몸을 조금 들어 올리도록 힘을 준다. 이 동작에서 5초간 유지하는데 이 과정을 하루에 15~25회씩 3~5세트를 한다. 단, 이 운동을 할 때 주의할 점은 어깨, 팔꿈치, 손목 등에 관절 통증이 있다면 엉덩이와 의자 사이에 방석이나 쿠션을 깔아서 몸의 위치가 올라가게 만들어 팔을 조금만 구부리도록 조정해야 한다.

수술 후의 재활 운동 계획 세우기

일단 무릎의 인공관절 치환술을 하기로 마음을 먹었으면 앞으로 몇 년 동안은 수술한 무릎으로 할 수 있을 만한 운동을 계획해 두어야 한다. 수술 후 6개월에서 1년 정도까지는 본인이 좋아하는 운동보다는 우선적으로 재활에 필요한 운동을 할 것을 권한다. 충분한 근력과 기능을 회복한 뒤에 골프, 테니스, 달리기 등의 스포츠 활동을 하는 것이 수술로 새롭게 태어난 무릎으로 오랫동안 재미있게 여가를 즐기는 데 유리하다.

재활 운동 프로그램 수립의 첫 단계로는 운동할 최적의 장소를 찾는 일이다. 즉, 수술 직후 재활 받을 병원과 집으로 복귀한 후에도 운동할 공간을 미리 마련해 놓는 것이 좋다. 또한 정교하게 근육 강화와 지구력 향상을 위한 기구들을 사용해야 할 필요도 있다. 수술 후 3개월 까지는 가까운 재활 치료가 가능한 병·의원을 우선적으로 고려하는 것이 좋고 그 이후부터 피트니스 센터를 이용할 때는 수영장이 갖추어진 곳을 더 추천한다. 수영장에서는 물속 재활 훈련이 가능하기 때문이다.

피트니스 센터를 이용하고자 한다면 유의할 점으로는 먼저 해당 센터에 문의 또는 등록할 때 자신이 인공관절 수술을 받았음을 반드시 밝혀야 하고, 그다음으로는 피트니스 센터에 인공관절 수술 후 재활 치료 경험을 가진 트레이너가 근무 중인지도 반드시 사전에 확인해 보는 것이 좋다. 가장 좋은 방법은 담당 주치의, 재활의학과 전문의 또는 물리치료사로부터 피트니스 센터에서 자신이 해야 할 운동 강

<mark>도, 시간, 횟수 등이 포함된 운동 프로그램을 처방받은 뒤 해당 센터의 트레이너에게 전달하는 것이다.</mark>

환자마다 수술 특이사항과 수술 후 몸 상태에 대한 정보는 의료진만이 알 수 있기 때문에 적어도 한 달에 한 번은 수술 주치의 또는 재활 주치의에게 진료를 받고 재활의 경과도 점검받아서 시기별로 운동 처방을 받는 것이 가장 바람직하다.

이렇듯 의료진과 트레이너 간의 소통과 연계만 잘 이루어진다면 거주하는 곳 근처의 피트니스 센터를 활용해도 좋다. 유일한 단점은 아무래도 '센터로 가야 한다'라는 점일 것이다. 직접 피트니스 센터로 가는 그 행위 자체가 이동 과정에서의 낙상이나 차량 승하차의 어려움 등의 위험 요인이 될 수 있기 때문이다.

그런 이유에서 수술 후 환자들 대부분은 가정에서 훈련하는 것을 더 선호하게 된다. 자신이 머무는 집에서, 가족들이 돌봐주며, 익숙한 생활 환경에서 재활할 수 있다면 더없이 좋은 재활센터가 되는 것이다. 이때의 단점으로는 센터에 비해 운동 기구가 적합하지 않거나 아예 없을 수 있다는 점이다.

그래도 다행히 요즘에는 가정용 운동 기구들이 다양하게 판매되고 있다. 이를 적절히 활용한다면 수술 후 근력과 지구력을 회복하는 데 충분한 도움을 얻을 수 있다. 고정식 실내자전거와 노 젓기 운동 기구는 수술 후 가정에서의 재활 운동을 위한 좋은 운동 기구라고 생각한다. 단, 이 두 기구들을 최대한 효과적으로 사용하려면 반드시 안장의 높이와 다리 길이를 잘 맞춰 조정한 뒤 사용해야 하며, 허리 통증이 있는 경우라면 등받이가 있는 것이 좋다.

심혈관계 및 지구력 운동

　통상적으로 인공관절 수술을 받은 환자들은 수술 전에 비해 쉽게 피로해지고 조금만 운동해도 녹초가 되는 것을 경험한다. 그 이유는 다음의 두 가지를 들 수 있는데 첫째, 무릎 인공관절 수술은 큰 수술로 수술 부위는 무릎 관절에 한정되지만 마취와 수술 중 출혈 그리고 골격 구조의 변화 등 신체 전반적으로 큰 부담을 받기 때문이다. 둘째, 많은 환자의 경우 수술 전 오랫동안 지속된 무릎의 통증으로 인해 운동을 많이 하지 못했고 결과적으로 이미 전신 건강 또한 나빠져 있기 때문이다. 게다가 수술 직후 몇 주 동안에는 운동다운 운동을 전혀 하지 못하게 되어 급격하게 신체 기능이 저하될 가능성도 높아진다.

　수술 후의 신체 컨디션 악화를 예방하는 방법으로는 수술 후 초기 재활 기간이 지나 일어서고 걸을 수 있게 되면 바로 저강도 유산소 운동을 시작하는 일이다. 고정식 자전거 운동, 노 젓기 운동, 수중 운동 등은 저강도로 재활 초기부터 시작할 수 있는 운동이다. 이런 운동들이 자칫 수술을 마친 환자 입장에서는 매우 위험해 보이고 어려워 보이지만 실제로는 걷는 운동보다 무릎에 부담을 덜 주면서도 관절 가동범위와 근력을 회복하는 데 효과가 아주 탁월한 운동들이다.

　여러 연구결과에 따르면 평지를 걸을 때 대퇴와 경골 사이의 무릎 관절에 걸리는 부담은 자기 체중의 2.5~2.8배로 흔히 3배 정도라고 한다. 이에 반해 고정식 자전거를 타는 경우에는 같은 부위에 가해지는 부담은 체중의 1.0~1.5배로 걷기의 절반 수준에 불과하다.

만 보 걷기가 건강에 매우 좋다고 널리 알려져 있지만 정작 무릎 관절에는 독이 될 수 있다. 특히 인공관절 수술 후에 무리하게 장시간 걷는 장거리 트레킹, 매일 만 보 걷기 등의 활동은 재활을 성공적으로 마친 이후에도 추천하지 않는다.

인공관절 수술 후 하체를 튼튼하게 만들면서도 전신 건강 유지를 위한 최적의 걷기 운동은 하루 40분 이내, 시속 4.5~5km의 약간 빠른 속도로 일주일에 3~4회 정도면 충분하다. 이 정도의 운동으로는 운동량이 너무 적어 아쉬운 분들에게는 일상생활 중 눕거나 앉아서 보내는 시간을 줄이고 무릎에 부담을 적게 주는 다른 방식의 운동, 즉 고정식 자전거나 노 젓기 운동 등으로 운동량을 보충할 것을 권고한다.

인공관절 수술을 결정하게 되면 앞서 소개한 다리 근력 운동에 더해 유산소 운동도 수술 전 재활 프로그램으로 시작하면 운동하지 않고 수술받는 사람들보다 훨씬 회복이 빠르다. 운동량은 하루에 최소 15~20분씩, 일주일에 3~4일 이상을 추천한다. 만약 한 번에 15분 운동을 유지하기 어렵다면 5~10분씩 하루에 2~3회로 나눠서 해도 좋다. 중요한 점은 절대로 무리하거나 피로할 정도까지 운동해서는 안 된다는 점을 기억하길 바란다.

꾸준히 조금씩 운동하는 것이 건강에 더 유익한 것이지 한꺼번에 많이 운동하는 것은 신체 상태를 더 퇴보하게 만든다. 수술 전에 재활 운동을 미리 시작하는 것은 수술 과정에서의 어려움을 이겨내기 위한 것이기에 자칫 운동이 컨디션을 더 떨어뜨리게 만들어서는 안 된다.

수중운동(Aquatic Exercise)은 무릎에 부담을 가장 적게 주는 운동인 동시에 유산소 훈련에 적합한 운동이다. 대부분의 수영장에서는 여럿이 즐겁게 할 수 있는 아쿠아로빅 프로그램을 운영하고 있다. 그러나 수술 전후 아직 무릎이 성치 않은 사람이 무턱대고 다른 사람의 운동 정도에 맞춰 따라 하는 일은 수술을 앞두고 있거나 수술 후 회복과 재활에도 무리가 될 수 있으므로 수술 전 재활을 위한 목적이라면 물속에서 천천히 걷는 정도로 하루에 15~20분 정도를 일주일에 3~4회 하는 것으로도 충분하다.

체중 관리

인공관절 수술을 앞두고 있는 과체중인 사람이라면 수술 전 체중 감량을 먼저 시작하는 것이 좋다. 무릎 관절의 퇴행성 변화를 이끄는 주요 원인 중 하나가 과체중이고, 그로 인해 수술 후 통증 같은 부작용의 요인 중 하나가 될 수 있기 때문이다. 그러나 체중 감량의 중요 방법 중 하나가 운동인데 아이러니하게도 무릎 관절염 때문에 정작 운동하기 힘들다는 점이 큰 걸림돌로 작용한다.

체중 감량의 첫 단계는 식습관의 점검으로 이 부분은 주치의 또는 다이어트 전문가와 상의하길 추천한다. 상담을 받을 수 없는 상황이라면 빵이나 과자 같은 탄수화물 섭취만이라도 줄이거나 최소한만 먹는 노력만으로도 체중은 줄어든다. 체중을 1~2kg만 줄여도 걸을 때 무릎에 가해지는 부담이 3~6kg가 적어지는 셈이므로 결코 적지 않은 효과임을 기억하길 바란다.

두 번째 체중 관리 방법은 본인의 건강 상태를 가장 잘 파악하고 있는 주치의와 상의하여 의학적 도움을 받는 것이다.

단, 체중 감량이 목적이 되어서는 안 되며, 수술 전의 과도한 체중 감량은 인체의 전반적 면역력 저하를 일으킬 수도 있기 때문에 무리 없는 감량 계획으로 3개월 동안 현재 체중의 5% 정도를 감량 목표로 하길 추천한다. 즉, 현재 체중이 60kg이라면 3개월 동안 3kg 정도 감량하는 것을 목표로 삼아야 한다. 천천히 그리고 꾸준히 식단을 조절하고 운동하면 무리 없이 달성할 수 있는 목표이다.

물론 체중이 줄어들수록 무릎의 통증도 줄어들고, 운동한 만큼 다리의 근육 또한 강해져 수술받기에 더 적합한 상태로 만들어 갈 수 있다. 게다가 무릎의 통증이 사라지고 다리 힘이 좋아져 수술을 당장 받지 않을 정도가 된다면 더더욱 감사할 일이다.

수술 후의 보행 보조기구 준비하기

보행을 돕는 보조기구는 주로 세 가지가 사용된다. 워커, 목발, 지팡이다. 각각은 고유의 장점과 단점을 지니기에 수술 후 자신에게 어떤 보조기가 적합한지는 수술 후 환자의 컨디션과 수술 부위의 상태를 고려하여 선택해야 한다. 경우에 따라서는 재활 과정 중 세 가지 보조기구를 모두 사용할 수도 있다. 재활을 수술받은 병원에서 진행할 경우라면 물리치료사로부터 해당 보조기구 사용법 또한 자세히 배워두는 것이 좋다. 수술 일주일 전쯤부터 미리 연습해 두면 더 도움이 될 것이다.

워커

워커, 즉 보행기는 바닥에 네 개의 다리가 모두 닿기 때문에 가장 안정적인 보조기구이다. 워커는 수술 직후 체중부하를 최소화해야 하는 기간에 사용하도록 최적화된 기구로 양측 무릎을 동시에 수술한 경우라면 더욱 유용하다. 이 워커는 평지에서는 사용하기 수월하나 계단을 오르내릴 때 활용법이 어려운 것이 단점이다.

- 워커 -   - 워커를 이용한 평지 보행 -

목발

목발은 워커보다 계단을 오르내릴 때 사용하기 좋고 배우기도 쉽다. 또한 워커보다 먼 거리를 이동할 때 적합하다. 목발은 적어도 양팔의 근력, 동작 조절 능력(Coordination)과 균형 감각 등이 양호하게 발달되어야 사용할 수 있는 기구이다. 수술 전 목발 연습을 할 때에는 수술받을 예정인 다리에는 체중을 50%만 실리도록 해서 걸어야 한다. 다음의 목발 보행 방법을 수술 전에 미리 연습해 둔다면 수술 후 목발 사용법을 배울 때 수월하다.

▪ 목발을 이용한 부분적 체중 부하(Partial Weight Bearing) 보행 방법 ▪

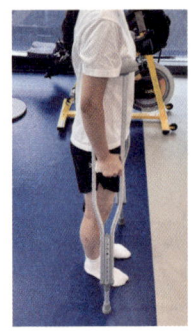 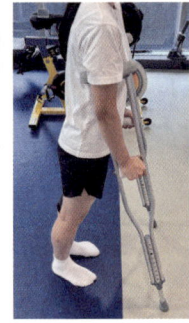 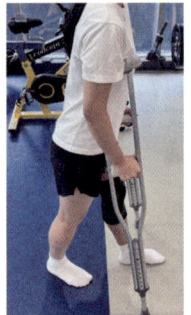 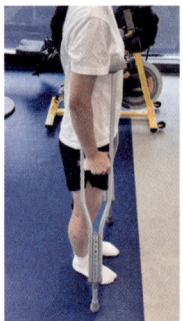

▪ 목발을 이용한 계단 오르기 ▪

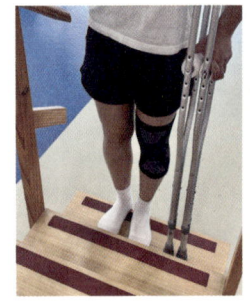 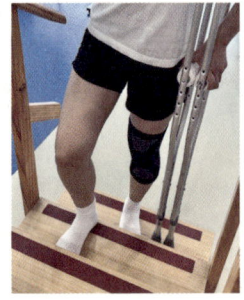 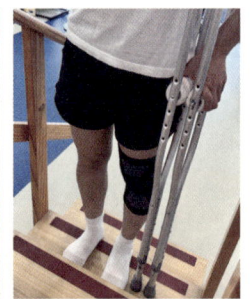

▪ 목발을 이용한 계단 내려가기 ▪

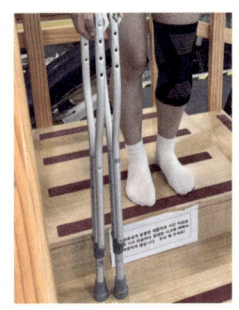 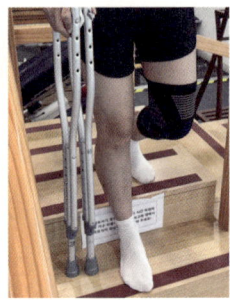 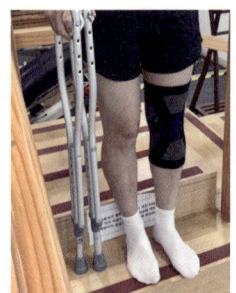

지팡이

수술 후 재활이 잘 진행되어 낙상의 가능성이 거의 없고 안정적 보행이 가능해지면 지팡이를 사용해도 된다. 지팡이는 수술한 무릎을 보호하고 안전 확보 차원에서 수술 후 6개월까지는 외출할 때마다 사용하길 추천한다.

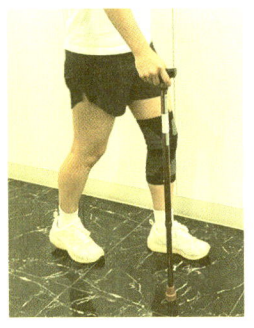

▶ 지팡이를 이용한 보행 ◀

"이런 거 물어봐도 될까요?"
수술 준비에 대해

Q 인공관절 수술을 앞두고 있어요. 집에 경사로는 꼭 설치해야 하나요?

수술 후 회복과 재활이 충분히 이루어진 상태라면 경사로가 굳이 필요 없습니다. 그러나 수술 후 초기부터 중기까지 가정에서 재활을 할 예정이라면 들어가고 나오는 현관이나 턱이 있는 곳에는 임시 경사로를 설치하면 안전하고 쉽게 이동할 수 있습니다.

Q 워커, 목발, 지팡이 중에서 어떤 것을 써야 하나요?

환자의 수술 후 상태에 따라서 개인 차이는 있겠지만 보통은 수술 후 첫 4주 이내에는 워커를 사용하게 됩니다. 나이가 젊고 팔과 다리의 근력이 충분하다면 목발로 전환해도 좋습니다. 지팡이는 워커를 이용하는 기간이 지난 후에 실내에서 독립보행을 안전하게 할 수 있을 정도라면 외출 시에 사용하면 됩니다. 만약 보행 중 몸통이 한 방향으로 기울어지는 경향이 있다면 양손에 등산 스틱을 잡고 걷길 추천합니다.

Q 인공관절 수술 전에 미리 재활 운동을 하다가 무릎이 더 나빠지면 어쩌죠?

수술 전 재활 운동은 절대로 무리해서 하지 않아야 합니다. 그럼에도 불구하고 무릎의 증상이 악화된다면 운동을 중단하고 안정을 취하는 것이 좋습니다. 그러나 대부분은 나빠지기보다는 상태가 호전되며 드물게 수술을 하지 않아도 되는 경우도 있습니다.

2장

인공관절 수술,
입원부터 퇴원까지의 모든 것

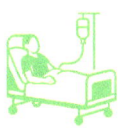

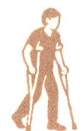

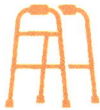

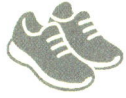

수술 전 준비해야 할 것

인공관절 수술을 받기로 결정한 환자들은 두 부류 중 하나일 것이다. 모든 것을 집도의에게 맡기고 편안한 마음으로 수술 날짜를 기다리는 경우와 하루하루 불안과 염려의 소용돌이 속으로 빨려 들어가 밤잠을 못 이루는 경우일 수도 있다. 둘 중 어디에 속한 환자라도 공통적으로 미리 알아두면 좋은 내용을 이 장에서 다룰 예정이다.

인공관절 수술을 받기로 마음먹었다면 수술 전에 준비할 것들과 전반적인 수술 과정들을 미리 숙지해 두길 추천한다. 결정을 내렸다면 모쪼록 지나친 불안감은 접어두고 차분하며 담대하게 수술을 준비하시길 바란다.

수술 전 병원에서의 준비 과정

　일반적으로 수술을 앞둔 1~2일 전쯤에 병원에 입원하게 되면 주치의 또는 전문 간호사로부터 수술 전 준비와 수술 과정 그리고 수술 후 재활의 전 과정에 관해 설명을 듣게 된다. 그런 뒤 마취과 전문의 또는 간호사로부터 마취 방법과 마취로 인한 신체의 정상적 반응 및 부작용, 환자의 지병으로 인한 위험 요인과 그에 대한 대책 수립 등을 설명 듣고 수술동의서에 서명을 하게 된다.

　수술 직전의 신체 상태에 대한 최종 점검 목적으로 혈액 검사[7], 소변 검사, 심전도 검사, 흉부 엑스레이 검사, 심장초음파 검사, 다리 혈관 초음파 검사, 폐기능 검사, 골밀도 검사 등을 받게 된다. 일반 혈액 검사(CBC), 염증 수치 검사(CRP), 소변 검사는 환자의 신체 어딘가 감염이 있지는 않은지 확인하는 목적이 크다. 만약 검사를 통해 염증이 발견된다면 수술 후 인공관절 부위에도 감염의 위험성을 높일 수 있어 감염을 치료할 때까지 수술 일정을 연기할 수도 있다.

왜 수혈 준비를 하죠?

　인공관절 수술 전 수혈 과정은 필요할 수도 있고 필요 없을 수도 있다. 현재 대한민국 의료진의 수술 기술은 대부분 수혈이 필요 없을 정도라고 한다. 그러나 환자 개개인의 상태와 수술 도중 발생할 수 있는

---

[7] 혈액 검사 : 일반 혈액 검사, 염증 수치 검사, 간 기능, 신장 기능, 전해질 균형, 혈당, 간염 바이러스, AIDS 바이러스 등을 검사.

불가피한 상황에서는 수혈이 필요할 경우도 있어 항상 만반의 준비를 한 뒤 수술에 임해야 한다. 그러나 무엇보다도 출혈을 예방하는 일이 중요하기 때문에 수혈 준비 등 수술 전 그와 관련된 조치들을 취하게 된다.

과도한 출혈 방지를 위한 공기 압박대

공기 압박대는 수술을 받게 될 무릎 위쪽 허벅지에 감아 압박을 가해 수술 부위로 가는 혈액의 흐름을 차단하려는 목적의 장비이다. 마치 혈압을 잴 때 팔에 감는 공기 압박대와 같은 원리라고 이해하면 된다.

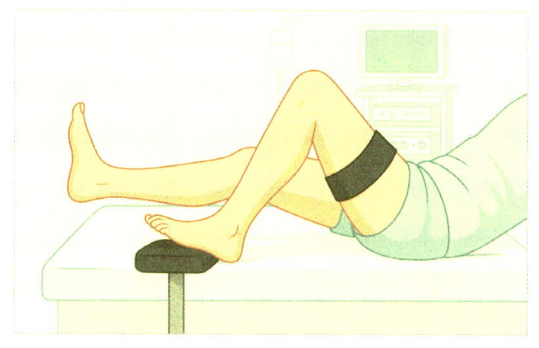

• 수술 중 공기 압박대를 찬 모습 •

혈액을 묽게 만드는 약은 일시 중단

항응고제, 비스테로이드성 소염진통제(NSAIDs), 아스피린은 혈액을 묽게 만드는 대표적인 약들이다. 혈액이 묽어진다는 말은 혈액이 자연적으로 굳는 현상인 응고가 느리게 일어난다는 의미이고 이는 출혈이 잘 멈추지 않는 결과를 초래한다. 그래서 이런 약들은 주치의와 상의하여 수술 전후 5~7일 동안에는 일시적으로 복용을 중단해야 한다.
 그 외에도 평소 혈압, 당뇨, 고지혈증, 척추관협착증을 앓는 분들은 혈액순환제를 같이 복용하고 있는 경우가 많은데 이 약들 또한 혈액을 묽게 할 수 있으므로 주치의에게 알려주는 것이 좋다.

> 사전 조치에도 불구하고 수술 시 출혈의 우려가 있어 사전에 예비하는 수혈의 방법에는 다음의 세 가지가 있다.
>
> - 농축 적혈구(Packed Red Blood Cells) 수혈
> - 기증자 지정 혈액(Donor Directed Blood) 수혈
> - 자가 혈액(Autologous Blood) 수혈
>
> 이 중 농축 적혈구 수혈 방법은 가장 일반적인 형태의 수혈법으로 혈액은행에 보관된 농축 적혈구를 수혈받는 방법이다. 이 수혈법은 건강한 성인들이 평소 헌혈한 혈액들을 혈액원에서 미리 수혈에 적합하게 '포장'하여 각 병원으로 공급하는데 수술 과정 등에서 출혈 환자 발생에 대비해 저장해 두었다가 필요할 때 꺼내 쓰는 방법이다.
> 기증자 지정 혈액 수혈 방법은 수술받는 환자와 혈액형이 일치하는 가족이나 지인들, 혹은 지인이 아니어도 기증자를 특별히 지정하여 필요한 혈액을 헌혈하고 수혈받는 방식을 말한다. 이 수혈 방법은 예비된 혈액이 부족하거나 응급 시에 이루어진다. 자가 혈액 수혈 방법은 수술하기 최소 1~2주 전에 환자 본인의 혈액을 미리 채취하여 보관해 두었다가 수술 중 필요할 때 사용하는 방식이다. 이는 혈액 불일치가 일어나지 않기에 가장 안전한 수혈 방법이다.

금연은 필수

흡연은 수술을 앞두고 반드시 끊거나 최소한 일시적으로라도 중단해야 한다. 담배 연기는 우리 몸의 작은 혈관들을 수축시켜 혈액의 흐름을 저해시킨다. 장기적으로는 동맥경화와 같이 혈관의 내부가 좁아지는 상태를 초래한다. 이렇게 되면 수술 부위의 혈액 유입이 줄어들게 되어 수술 후 회복을 지연시킬 뿐만 아니라 감염과 수술 부위의 괴사 위험성도 높인다. 게다가 흡연은 심혈관계에 심한 스트레스를 주는 요인이기 때문에 마취 부작용의 가능성도 높인다. 당신이 평소 애연가라면 수술을 앞둔 바로 그때가 금연할 기회라고 생각해야 한다.

복용 약 점검 및 조절

수술 당사자가 수술을 앞두고 장기 복용 중인 약물이 있다면 해당 약물이 수술에 끼치는 영향을 파악하여 일부 약물 복용을 중단해야 한다. 그와 관련된 약물로는 비스테로이드성 진통제, 아스피린, 와파린, 인슐린, 혈압약 등이다.

비스테로이드성 진통제

아마 무릎 인공관절 수술을 받는 거의 모든 환자가 이 비스테로이드성 진통제를 복용하였거나 복용 중일 것이다. 이 계열의 약물들은 통증을 치료 또는 완화하는 데 가장 널리 쓰이기 때문이다. 이 약들은 혈소판의 기능을 억제하므로 수술 중 출혈의 위험성을 높일 수 있어 수술받기 2~7일 전부터는 이 약물 복용을 중단해야 한다.

만약 복용 중단으로 인해 통증이 발생한다면 혈소판에 영향을 주지 않는 아세트아미노펜 계열의 약물을 대신 복용할 것을 권한다. 그러나 간 기능에 이상이 있는 환자라면 이 약도 먹지 않는 것이 좋다. 수술 전 며칠 동안만이라도 통증을 참아내는 것이 수술 중 출혈의 위험성을 높이는 일보다 안전하다고 생각해야 한다.

아스피린

전통적으로 가장 많이 쓰이는 진통제인 아스피린은 혈소판 기능을 억제하는 대표적인 약이다. 그래서 수술받기 5~7일 전부터는 이 아스피린의 복용을 중단해야 한다. 그러나 심혈관 질환과 뇌혈관 질환의 예방 목적으로 81mg의 저용량 아스피린을 복용하는 경우라면 그다지 문제가 되지 않을 수 있다. 그러나 이 또한 의료진과 반드시 상의한 뒤에 복용 유지 여부를 결정하길 권한다.

와파린

와파린은 출혈 위험을 높일 수 있으므로 수술 5~7일 전부터는 복용을 멈춰야 한다. 하지만 와파린 복용을 중단했을 때 심장에 문제가 생길 위험이 수술 중 피가 많이 나는 위험보다 더 큰지 주치의와 잘 상의해서 결정해야 한다.

인슐린

인슐린을 투여받는 당뇨병 환자가 인공관절 수술을 앞두고 있다면 수술 전 인슐린 용량 조절은 필수적인 과정이다. 수술 전에 최소 8시간 동안 금식을 해야 하는데 이때 평소처럼 인슐린을 맞으면 혈당이 너무 낮아져 급격한 저혈당이 발생할 수 있기 때문이다.

저혈당은 어지럼증, 식은땀, 심한 경우 의식 소실까지 유발할 수 있어서 수술 당일에는 반드시 내분비내과 의사, 마취과 의사 등의 담당 의료진과 상의하여 인슐린 용량을 조절해야 한다.

인슐린 투여량을 임의로 줄이거나 늘려서는 안 되며 안전한 수술과 회복을 위해 의료진과의 긴밀한 소통이 매우 중요함은 두말할 필요가 없다.

혈압약

평소 고혈압 환자라면 무릎 인공관절 수술 전후라도 혈압약을 중단해서는 안 된다. 마취와 수술이라는 고도의 스트레스 조건은 혈압을 불안정하게 만들 가능성이 있어 그러한 환자에게는 더욱 혈압 조절이 필요하기 때문이다. 고혈압 환자라면 수술을 앞두고라도 평소대로 아침에 혈압약을 복용하는 것이 좋다. 단, 일부 성분(ACE 억제제, ARB제)은 예외일 수 있으므로 의료진의 상담이 필요하다.

2 수술 과정은 어떻게 진행될까?

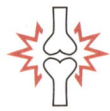

수술을 받을 환자 자신이 세부적인 수술 방법을 알아야 할 필요는 없다. 의사인 필자도 인공관절 수술이 전공 분야가 아니기 때문에 자세한 수술법은 배운 적이 없다. 의사로서의 기본적인 이해도를 가지고 정형외과 교과서를 자세히 몇 년쯤 꼼꼼히 공부하면 머리로는 이해할 수는 있을지 모르지만 4년 이상의 수련을 받으면서 실제 수술 과정을 스승에게서 하나부터 백까지 직접 배우는 것과는 땅과 우주만큼의 차이가 있다.

하지만 수술받게 될 환자의 입장에서는 자신의 몸에 큰 변화가 생기는 수술인 만큼 이후 새로 탄생할 무릎을 잘 관리하기 위해서라도 어느 정도는 수술 방법과 과정을 알고 이해해 두는 편이 좋다.

종종 재활 초기에 수술도 잘 되었고 재활도 예정대로 잘 진행되고 있지만 수술받은 것을 후회한다고 말하는 환자를 본다. 아마도 그 과정이 본인의 예상보다 힘들기 때문이라고 짐작된다. 그래서 이 장에서는 인공관절 수술을 앞둔 환자들과 보호자들이 지나친 불안감을 갖지 않도록 최소한의 정보를 적어두었다. 그럼 이제부터 가상의 인공관절 수술을 먼저 받으러 가보자.

인공관절 수술 과정 미리보기

수술 전 금식

모든 환자는 수술받기 전 최소 8시간의 금식을 해야 한다. 금식의 범위는 말 그대로 아무것도 먹지 않는 것이다. 그러나 환자가 혈압약처럼 중단해서는 안 되는 약이 있다면 의료진과 상의 후 한 모금 정도의 물과 함께 먹을 수는 있다.

만약 금식이 철저히 이루어지지 않는다면 수술이 취소되거나 일정을 새롭게 잡아야 하는 문제가 발생한다. 이렇게까지 금식을 강조하는 이유는 위장에 음식물이 남아 있다면 장시간 수술대 위에 누워 있는 동안 구역질, 구토를 할 경우 기도로 이물질이 빨려 들어가 폐렴의 원인이 될 수 있기 때문이다. 특히 전신마취를 할 경우에는 구역질 반사가 억제되기 때문에 의료진들은 더욱 주의를 기울이게 된다.

수술 시간

일반적으로 인공관절 수술은 평균 1시간~1시간 30분 정도 걸린다.

수술 과정의 복잡성, 환자 무릎의 상태, 골격의 크기, 집도의의 숙련도 등에 따라 이 시간은 달라질 수 있다.

마취 방법

인공관절 수술은 보통의 경우 전신마취를 할 때도 있으나 주로 척추에 부위마취(Regional Anesthesia)를 하게 된다. 두 유형의 마취 방법을 비교한 논문에 따르면 전신마취보다 척추에 하는 부위마취가 신체에 부담이 덜하고 수술 직후 경미한 부작용이 적었으며, 수술 후 바로 퇴원하여 집으로 돌아가는 비율이 전신마취보다 높았던 것으로 보고되었다. 척추마취 시 추가로 진정제를 주사하면 수면내시경을 하듯이 잠든 채로 수술을 받을 수 있다. 마취 방법 선택은 환자의 개별적 신체 상태를 고려하여 마취과 전문의의 판단에 따라 결정되어야 한다.

수술 과정

인공관절 수술 과정은 먼저 무릎의 피부절개를 슬개골 전방에서 위아래로 실시한 뒤 슬개골을 완전히 뒤집어 관절 연골 표면이 드러나게 한다. 그다음은 무릎 관절을 이루는 대퇴골의 아랫부분과 경골의 윗부분을 깎아서 인공관절 금속 삽입물을 심어 넣기 좋은 모양으로 깎은 뒤 다듬는 과정을 수행한다.

뼈를 깎는 과정은 정밀한 특수 기구들을 이용하여 최소한의 오차도 없어야 하는 매우 중요한 과정이다. 이때의 정형외과 의사는 마치 예

▪ 수술 시 환자의 자세 ▪

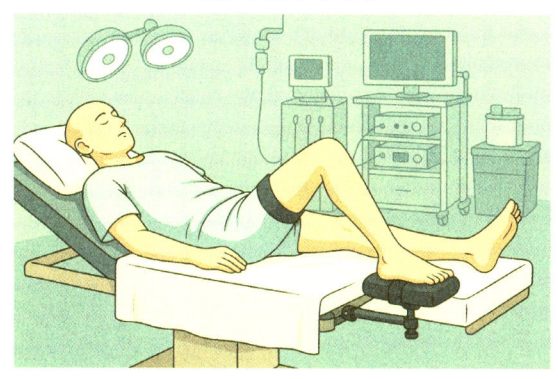

술 작품을 창조하는 조각가와 같다. 환자에게 이전과는 다른 새로운 무릎을 만드는 일이기 때문이다. 최근에는 로봇을 활용하여 절삭의 정밀도를 높였고 중요 조직의 손상을 예방하고 있어서 수술 후 경과와 예후가 과거에 비해 크게 향상되고 있음을 진료 현장에서 체감하고 있다.

인공관절 삽입물의 종류와 크기는 환자 뼈의 크기, 관절의 각도, 관절 안정성을 고려하여 정한다. 금속 삽입물을 뼈에 심는 방법은 시멘트고정법과 시멘트를 사용하지 않는 자연고정법이 있으나 무릎 인공관절 수술은 대부분 시멘트고정법으로 수술한다. 최근에는 무시멘트고정법도 증가 추세이다.

금속 삽입물이 제자리에 들어가면 집도의는 환자의 무릎이 정상 가동범위로 움직여지는지와 관절이 흔들리지 않고 견고한지 안정성 여부를 점검한다. 수술 전 다리가 심하게 휘었던 환자라면 정렬을 정상화하는 인대균형(Ligament Balancing) 조치가 필요하다.

이처럼 인공관절 수술 과정을 간단히 몇 줄로 요약하였지만 이 수술은 실로 무수히 많은 정밀하고 섬세한 측정과 기술이 요구되는 예술적이고도 첨단의 과학적 과정을 거친다. 요즘은 수술 중 주변 조직에 통증을 감소시킬 수 있는 약물들을 주입하여 수술 후 극심한 통증을 감소시키는 조치를 하기도 한다.

마지막으로 무릎 관절의 연부조직과 피부를 봉합하고 배액관을 심고 멸균 소독 후 붕대를 감으면 수술이 종료되어 의료진들의 "수고하셨습니다!"라는 인사를 뒤로 하고 환자는 회복실로 옮겨진다.

회복실에서의 처치

환자는 수술 후 옮겨진 회복실에서 안정을 취하며 활력징후(Vital Sign)가 정상화되는지를 관찰받는다. 이때 심전도 모니터링, 혈당 검사, 전해질 검사 등을 할 수 있고, 수술 직후 환자가 심한 통증을 느낄 때를 대비해 진통제, 무통 주사 등의 통증 조절을 실시한다.

환자의 활력징후와 기타 상태가 안정화되었다고 판단되면 병실로 이동한다. 회복실에서 머무는 시간은 1~2시간 정도 소요되지만 환자의 회복력에 따라 그 이상의 시간이 필요할 수도 있다.

다시 입원실로

수술받은 환자가 특별한 문제 없이 마취에서 회복하였다면 수술 전에 입원하였던 일반 병실로 복귀한다. 이때부터 환자가 하루 동안 해야 할 일 중 가장 중요한 것이 바로 '안정'이다. 수술은 무릎에만 받았지만 환자의 몸 전체에 극도의 스트레스를 1~2시간 동안 받았기 때문이다.

환자의 통증을 최소화하는 일도 병동 의사와 간호사들의 주된 임무이다. 통증 조절이 제때 이루어지지 않으면 통증을 효과적으로 잡기가 어려울 수 있다. 환자의 무릎 관절은 어린 아기의 무릎으로 재탄생한 것과 다름없으므로 며칠 후 시작될 걸음마 수준의 재활 치료가 효과적으로 진행되기 위해서는 먹는 약 또는 주사를 통한 진통제를 적극적으로 활용하여 통증을 관리하여야 한다.

수술 후에는 척추 마취의 효과가 사라지고 후유증상이 없음이 확인된 후 앉을 수 있게 되면 정상 식사를 해도 된다. 첫 끼는 죽이나 수프 등 부드러운 식사로 시작하고 소화력에 문제가 없다면 바로 정상 식사로 전환해도 된다. 오히려 수술 후부터 잘 먹어두어 빨리 기력을 회복해야 한다.

수술 전 체중 감량을 한 환자라도 이때는 식욕이 당기는 대로 잘 먹어야 한다. 상처 회복에 평소보다 더 많은 에너지가 필요하기 때문이다. 다만 건강한 식사를 충분히 하라는 뜻이지 과자나 인스턴트식품을 더 많이 먹으라는 말은 아니다.

수술 부위 소독은 수술실에서 완전 무균 처리를 하였기 때문에 첫 2~3일간은 할 필요는 없다. 그 이후부터 통상 2주 동안은 2~3일에 한 번씩 소독하면서 상처 부위에서 진물이 나지 않는지, 혹은 수술 부위가 벌어지지는 않았는지를 관찰하게 된다.

수술실에서는 상처를 봉합하기 전 몸에 배액관을 심어서 수술 후에도 잔류 출혈이 몸 밖으로 빠져나오도록 한다. 이 배액관에서 나오는 혈액 또는 체액이 많이 줄어들었을 때인 수술 후 2~3일 후에는 이 배액관을 제거하게 된다.

수술 중 전신 마취를 실시한 경우는 회복 시기 동안에 폐 기능을 원래대로 돌리기 위해 호흡 훈련을 해야 한다. 마취약과 진통제 그리고 장시간 활동 억제 상태로 폐활량이 정상 이하로 저하되었기 때문이다. 이런 상태를 무기폐(Atelectasis)라고 하며 쉽게 말하자면 폐가 쪼그라든 상태이다. 그러니 적어도 한 시간에 한 번 이상을 깨어 있는 동안에 계속해서 흡입용 호흡 훈련기(Incentive Spirometer)를 사용하여 공기를 폐 깊숙한 곳까지 들어가도록 심호흡 훈련을 자주 해야 한다. 폐의 일부분이 덜 펴지는 현상이 지속되면 발열, 폐렴, 회복 지연 등의 원인이 될 수 있기 때문이다.

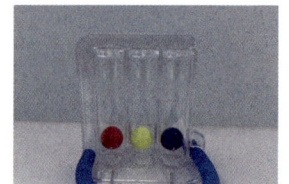
▪ 흡입용 호흡 훈련기 ▪

샤워는 수술 후 2~3일 뒤부터 가능한데 수술 부위를 비닐 랩 같은 것으로 물이 들어가지 않도록 잘 감싼 뒤 해야 한다. 전신 목욕은 무릎의 상처가 완전히 아문 것이 확인되어야 가능하므로 주치의와 상의 후에 수술 3~4주 이후에 하는 것이 안전하다.

인공관절 수술 후 일어날 수 있는 합병증

내과적 합병증

인공관절 치환술을 받는 대부분의 환자들은 고령이므로 내과적 지병을 보유한 경우가 많은데 심혈관계 질환, 당뇨병, 신장 질환, 만성 폐 질환 등이 그것이다. 일반적으로 수술 전 진료 시 이런 문제들을 충분히 파악하고 안정적으로 관리된 상태로 수술에 임하게 된다.

그럼에도 불구하고 수술 후 이런 지병들이 악화되는 경우가 종종 있는데 당뇨병 환자의 경우 혈당 조절이 잘 되지 않거나 고혈압 환자는 혈압이 불안정해질 수도 있다. 폐렴과 같은 호흡기 질환의 위험성도 있으므로 척추 부위 마취를 받은 환자라 할지라도 수술 후 통증, 움직임 제한 또는 기존 폐 질환 등의 위험 요인이 있다면 폐 합병증 예방을 위해 수술 직후 수일간 흡입용 호흡 훈련기를 이용한 호흡 훈련을 꼭 해야 한다.

외과적 합병증

감염

수술 후 감염의 확률은 1% 이내로 매우 드물게 발생한다. 전신적 위험인자로는 당뇨, 영양 부족, 류마티스 관절염, 고령, 비만, 흡연, 면역억제제 투여 등이다. 국소적 위험인자로는 인공관절 수술을 받을 무릎에 과거 다른 수술을 받았거나 감염 경험이 있는 경우, 과거에 무릎에 심각한 부상을 당했던 경우 등이다. 이런 위험인자들은 무릎 주변의 혈행(Blood Circulation)이 원활하지 못하도록 만들어 수술 후 감염에 취약해질 수 있다.

수술 중 과다 출혈이나 연부조직의 손상도 감염 위험성을 높일 수 있다. 항생제 정맥주사와 수술적 조치가 필요할 수 있으므로 감염의 예방은 아무리 강조해도 지나치지 않다.

드물게 수술한 지 몇 달 후에 인공관절 부위에 감염이 생기는 경우가 있는데 이는 다른 부위의 감염이 혈행을 타고 인공관절 수술 부위로 침범하게 되어 발생한다. 특히 치과 치료 시 감염이 발생하지 않도록 주의가 필요하다. 그 외 신장이나 방광의 감염, 피부 화상, 폐렴 등도 감염의 원인이 된다.

어떤 부위의 감염이든지 인공관절 치환술을 받은 환자라면 조기에 항생제 치료를 받는 것이 안전하다.

관절 강직

관절 강직의 위험인자는 비만, 감염, 과다 출혈, 통증 조절 불량, 재활 지연 등이다. 초기에 수동적 관절 운동 기계(CPM)와 물리치료를 이용하여 관절의 이완을 유도해 볼 수 있다. 수술 후 6~12주에도 강직이 있으면 마취하 도수 조작 치료를 시도할 수 있다.

수술 부위 회복 지연

피부 절개 부위 회복이 늦어지는 원인으로는 감염, 비만, 류마티스 관절염, 당뇨, 말초혈관 질환, 흡연 등이다. 이때에는 치료에 앞서 먼저 관절 운동을 일시적으로 중단하는 조치가 필요하다. 심한 경우는 괴사 부위 절제 후 재봉합이 필요할 수도 있다.

혈전증

심부정맥 혈전증(Deep Vein Thrombosis)은 인공관절 수술 후 꼭 예방해야 하는 질환으로 폐색전증으로 이어질 수 있는 치명적 합병증이다. 조기보행과 약물 예방 요법이 필수적이다.

신경 손상

무릎 인공관절 수술 후 심각한 신경 손상은 거의 발생하지 않는다. 종종 수술받은 무릎의 바깥쪽 부위의 피부 감각이 둔함을 호소하는 환자들이 있다. 이는 피부 절개 과정에서 미세 신경이 불가피하게 손상되기 때문인데 대부분은 수개월에서 1년 안에 회복되므로 큰 걱정은 하지 않아도 된다.

정강이 바깥쪽과 앞쪽의 감각 이상과 발목 신전 근력 약화가 생길 수 있는데 비골 신경 마비가 그 원인이다. 이는 수술 중 과도한 신경 압박 또는 침상에 누워 있는 동안 무릎이 외측으로 돌아간 채 장시간 경과하여 비골 신경이 직접 압박되었을 때 발생한다. 가장 좋은 치료는 예방이다.

일단 비골 신경 마비가 생기면 환자는 매우 불안해지고 우울해진다. 보행 기능의 회복이 지연되는 것은 물론이다. 이때에는 신경전도 및 근전도 검사를 통해 신경 손상의 정도를 파악하는 과정이 필요하다. 지속적인 발목 신전 근력 운동과 전기 신경 자극치료[8]를 실시하면 회복을 촉진시킬 수 있으나 수주에서 수개월 이상의 시간이 걸릴 수 있다. 발목 고정 보조기를 착용하여 낙상과 발목관절의 손상을 예방해야 한다.

"이런 거 물어봐도 될까요?"
수술 후 합병증에 대해

Q 어떤 증상이 있을 때 수술 부위의 감염을 의심하나요?

갑자기 통증, 부종, 피부 홍조, 피부 열감, 전신 발열 등이 생긴다면 인공관절 부위의 감염을 의심해 봐야 합니다. 그러나 감염 진단은 반드시 의료진의 확인이 필요합니다.

Q 다리의 혈전은 위험한가요?

혈전이 생기면 다리의 혈액 흐름을 막을 뿐만 아니라 혈전의 조각이 떨어져 혈관을 타고 폐로 유입될 경우 심각한 합병증인 폐색전증을 유발할 수도 있어 위험한 합병증입니다. 이를 예방하기 위해서는 압박스타킹을 잘 착용하고 몇 주 동안 약을 복용하면 잘 치료될 수 있습니다.

---

[8] 전기 신경 자극치료(Functional Electrical Stimulation : FES) : 마비된 신경과 근육을 전기 자극하여 인체의 기능을 개선하기 위한 전기치료의 일종.

통증과 그 외 생길 수 있는 합병증

수술 후 첫 1~2일 동안의 통증 조절을 위해 환자들에게 일명 '무통주사'라는 장치를 달아준다. 정확한 명칭은 자가 통증 조절 장치(Patient Controlled Analgesia : PCA)라고 하는데 펜타닐 같은 마약성 진통제와 구토 억제제를 혼합하여 100mL 또는 300mL를 장치에 주입해 환자가 통증이 느껴질 때 장치에 연결된 투약 단추(Button)를 눌러 즉각적인 통증 완화 효과를 얻게 하는 방법이다.

통증을 느낄 때 환자 스스로 약물을 투여하므로 통증에 대한 불안감이 덜하고 진통제를 맞을 때까지 기다리지 않아도 되므로 수면장애도 예방할 수 있어 결국 조기 재활에 도움이 된다. 투여 경로는 정맥과 척추(경막외강) 모두 가능하며, 주로 정맥으로 주입한다.

인공관절 수술 자체가 매우 아픈 수술이기 때문에 수술 후 통증 조절이 성공적인 회복과 재활 과정에 중요한 요소가 될 수 있다. 일단 환자는 아프면 움직이기 어렵고 그렇게 되면 '재활' 활동을 시작하기가 매우 어려워진다. 여담이지만 이는 필자가 재활의학과 전문의임에도 불구하고 통증 치료에 관심을 두게 된 이유이기도 하다.

재활에 돌입해 걷기 시작하면 먹는 약으로 진통제를 투약하는데 타이레놀 계열 약제, 비스테로이드성 소염진통제와 항전간제 유래 약제인 가바펜틴이나 프레가발린 계열 약물을 함께 처방해 잠재적 신경병증성 통증을 완화해 주는 것이 좋다.

항생제는 수술 중과 수술 직후(24~48시간)에 정맥 주사로 투여한 후에 감염 고위험군에는 추가로 먹는 약으로 며칠에서 몇 주간 처방하기도 한다.

그 외 수술 후에는 변비가 생길 가능성이 높으므로 규칙적인 전신 활동과 식이섬유 섭취가 강조되어야 하고 추가적인 약물 처방이 필요하기도 하다.

무서운 혈전증

무릎 인공관절 수술 후 혈전 예방은 심부정맥혈전증(DVT)과 치명적인 폐색전증(PE)을 방지하기 위해 모든 환자에게 필수적인 조치이다. 수술 중 다리에 공기 압박대를 감는 동안과 수술 직후 움직이지 못하는 시기를 거치는 동안 다리와 골반의 정맥에 혈전이 쉽게 생성될 수 있기 때문이다. 작은 혈전은 별문제 없을 수도 있지만, 혈관 벽에 생긴 혈전이 떨어져 폐로 이동하여 폐포를 막는 폐색전증이 발생하면 매우 치명적일 수 있다. 따라서 수술 초기에 항응고제 투여가 필요하다.

과거에는 이러한 항응고제로 주로 헤파린과 와파린이 사용되었다. 헤파린은 혈액 내 항트롬빈과 결합하여 혈액이 굳지 않게 만드는 항응고 작용을 강화한다. 와파린은 비타민 K의 작용을 억제하여 혈액 응고 인자들(II, VII, IX, X)의 생성을 방해한다.

최근에는 기존의 헤파린, 와파린에 비해 투여가 훨씬 용이하고, 특정 상황에서는 와파린과 유사하거나 더 우수한 안전성 및 효과를 보이는 새로운 경구용 항응고제(Direct Oral Anticoagulant : DOAC 또는 Non-Vitamin K Oral Anticoagulant)가 널리 사용되고 있다. 아픽사반(Apixaban),

다비가트란(Dabigatran), 에독사반(Edoxaban), 리바록사반(Rivaroxaban) 등이 여기에 해당한다. 이러한 약제들의 도입으로 수술 후 정맥 혈전증의 우려에서 많은 환자들이 보다 편안하게 벗어날 수 있게 되었다.

만약 혈전증이 의심될 때는 이 계열의 약을 3개월 정도 복용함으로써 치료와 예방 효과를 얻을 수 있다. 다만 이 약들은 신장으로 배설되는 약리학적 특성을 고려하여 약제의 선택과 용량 조절에 각별한 주의가 필요하므로 반드시 주치의 처방을 잘 따라야 한다. 참고로 관상동맥 질환으로 심장 스텐트 시술을 받은 환자에게는 아스피린을 함께 사용하는 경우도 있다.

약물 요법 외에도 다리에 압박스타킹을 착용하거나 다리 부위의 물리치료적인 방법으로 공기 압박기 치료를 병행하는 것이 혈전 예방에 도움이 된다.

수술 후의 부종

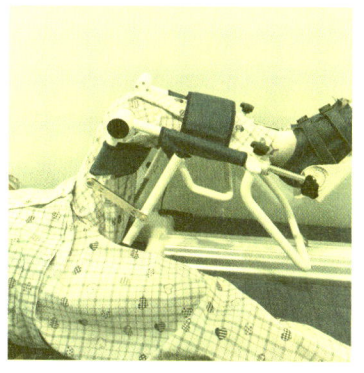

• 지속적 수동 관절 운동기(CPM) •

수술 후 회복기간에 CPM 기계, 즉 지속적 수동 관절 운동기를 사용하게 되는데 이 CPM은 전동 모터를 이용하여 무릎 관절을 천천히 움직이게 하는 장비로 각도 제한을 설정할 수 있어 수술받은 무릎을 통증 없는 범위 내에서 운동시킬 수 있다.

이 장비를 쓰는 또 다른 이유는 부종의 감소 효과 때문이다. 수술받은 무릎 주변은 당연히 혈액과 림프액의 순환이 저하되기 때문에 붓기가 심해진다. 이때 관절을 움직여 주면 이러한 저하된 순환의 속도가 회복되어 붓기를 감소시키는 데 효과적이다.

처음에는 낮은 각도인 5~10도부터 시작해서 통증이 없는 범위를 파악하여 매일 점진적으로 각도를 올리도록 한다. 시간을 정하여 한 번에 30분 정도, 하루에 1~3회 정도 실시할 수 있다. 그러나 관절 가동범위 각도가 120도 이상 가능해지면 온종일 누워서 이 장비만 사용하기보다는 침대 밖으로 나와서 자주 걷는 것을 권한다.

"이런 거 물어봐도 될까요?"
수술 후 여러 반응에 대해

Q 인공관절 수술을 받으면 그만큼 체중도 늘어나나요?

거의 차이가 없거나 약간(수십~수백g) 더 늘어날 수 있습니다. 인공관절의 무게가 제거되는 무릎 주변의 뼈와 힘줄보다 약간 더 무거울 수 있기 때문입니다. 그러나 거의 체감하기 힘든 수준입니다.

Q 인공관절 수술하면 키가 더 커지나요?

양쪽 무릎을 동시에 인공관절 수술을 받은 경우라면 수술 전에 좁아졌던 관절 간격이 높아지고 안짱다리 또는 엑스자 다리 같은 부정렬이 교정되는 효과로 키가 몇 mm 커지는 효과가 나타날 수 있습니다.

수술했는데 왜 아직도 아프죠?

인공관절 수술 후에도 계속 아프다면 의료진들은 다음과 같은 원인들에 대해서 고민하게 된다.

수술 부위 피부 합병증

무릎 앞쪽을 덮는 피부는 바로 밑의 얇은 근막(Fascia)에서 시작되는 약한 혈관에 의해 혈액을 공급받는다. 그런데 수술 중 과도하게 피부가 잡아당겨지면 혈관들이 터지고 수술 절개 부위의 조직이 죽는 괴사 현상이 생길 위험이 있다. 또한 당뇨병 관리가 잘 되지 않으면 정상적인 신경, 혈관 및 면역 기능이 변하기 때문에 당뇨병 환자가 인공관절 수술을 받으면 수술 상처에 합병증이 발생할 위험이 일반 환자보다 더 높다고 보고되기도 한다.

류머티즘 환자도 인공관절 수술을 받기 전에 각별히 주의를 기울여야 한다. 특히 메토트렉세이트, 코르티코스테로이드, TNF 알파 차단제 같은 약물들을 사용 중인 경우 면역력

▪ 슬개골 주변에 얽혀 있는 동맥 ▪

상외슬동맥
상슬동맥
상내슬동맥
하외슬동맥
전경골동맥
하내슬동맥

이 저하될 수 있기 때문이다.

흡연은 수술 후 상처의 합병증 발생과 유관하다고 알려져 있는데 니코틴의 교감신경 자극 효과를 통해 말초혈관의 수축을 유발하여 상처 치유를 방해한다. 그러므로 수술을 앞두고 있다면 반드시 금연할 것을 당부한다.

인공관절 삽입물의 이상

소재 공학 기술, 멸균 기술 및 보관 기술의 현저한 발전에 힘입어 인공관절 삽입물의 결함이나 파손 문제는 매우 드문 경우가 되었다. 그러나 광범위한 인공관절의 폴리에틸렌 마모로 인해 대퇴부와 경골 금속부가 직접 접촉되는 경우에는 문제가 될 수 있다.

폴리에틸렌의 마모(Burnishing)는 상대적으로 덜 심각한 문제이나 부산물로 생기는 마모 입자는 마이크로미터 미만의 크기로 면역학적 반응을 유발할 수 있고 이로 인한 염증성 통증이 발생할 수 있다.

인공관절 삽입물 주변 골절

인공관절 수술 부위 주변 뼈에 골절이 생기는 경우가 있다. 이는 인공관절 수술을 받는 환자들 대부분이 고령이기 때문에 동반된 골감소증이나 골다공증이 원인이다. 그 외 낙상, 정렬이상 등도 원인이 될 수 있다. 골절은 주로 대퇴골 하단이나 경골 상단에 생길 수 있고 삽입물 고정이 느슨하거나 무릎을 펴는 신근 메커니즘의 이상 때문이기도 하다.

통계에 의하면 삽입물 주위 골절의 발생률은 첫 번째 인공관절 수술 후 0.2~2% 정도이고 재수술 이후에는 30% 이상으로 그 발생률이 올라갈 수 있다. 특히 고령일 경우 더욱 주의를 요한다.

인공관절 삽입물 주변 감염

삽입물 주위 감염은 첫 번째 인공관절 수술 후 1~4%, 재수술 후에는 최대 5.6%까지 보고된다. 이는 인공관절 재수술 후 실패하는 이유 중 46%로 가장 큰 비중을 차지한다. 남성, 비만, 류마토이드 관절염(Rheumatoid Spondylitis), 과거 무릎 주변 골절, 수술 상처 부위 합병증 등이 위험요인이다. 가장 많은 원인균은 응고효소 음성 포도상 구균(Coagulase-Negative Staphylococci)과 황색포도상구균(Staphstaphylo Aureus)으로 각각 36%, 25%를 차지한다.

금속 알레르기 반응

인공관절은 겉면에 얇은 막(Metal Oxide Layer)이 생겨 잘 녹슬지 않고 몸에 잘 맞게 된다. 하지만 마모나 충격으로 이 막이 손상되면 금속 성분이 조금씩 몸속으로 나올 수 있고, 이 때문에 알레르기 반응이 생기기도 한다. 특히 니켈, 코발트, 크롬 같은 금속이 원인이 될 수 있으며 이런 반응이 의심되면 패치 테스트 등의 피부 반응 검사나 혈액 검사를 해볼 수 있다. 그러나 이러한 금속 알레르기는 매우 드물게 발생한다.

신전 기능 부전

신전 기능과 연관된 부위는 대퇴사두근과 힘줄, 슬개골, 슬개골 힘줄인데 이곳에 결함이 있는 경우에는 인공관절 치환술의 효과가 떨어질 수 있다. 그래서 인공관절 치환술 후 신전 기능의 약화가 확인되면 재활 치료에 각별한 주의가 필요하다.

정신적, 심리적 문제

우울증과 부정적 심리 상태는 수술 후 장애 발생과 연관이 있다. 간단한 수술 전 및 후에 진료실에서의 상담으로 부정적인 심리 상태가 수술 결과에 미치는 영향을 완화할 수 있다.

인공관절 충돌

무릎 인공관절 치환술 후에 '충돌'이 생기는 경우가 있다. 충돌이란 무릎을 움직일 때 인공관절 주변의 여러 조직이나 부위가 서로 부딪히는 현상을 말한다. 이로 인해 무릎에 통증을 느끼거나, 무릎을 자유롭게 굽히고 펴는 일이 어려워질 수 있다.

충돌이 반복되면 인공관절이 빨리 닳는 마모 현상, 뼈가 녹는 골용해 현상, 인공관절이 헐거워지는 조기 해리 문제, 심한 경우 뼈가 부러질 골절 위험까지 생길 수 있어 결국 인공관절의 내구성이 떨어져 수명이 짧아질 수 있다. 충돌에는 다음의 세 가지 종류가 있다.

연부조직 충돌

인공관절 주변의 근육, 인대, 힘줄 등 연부조직이 인공관절이나 뼈와 부딪히는 경우

뼈 충돌

무릎을 움직일 때 뼈와 뼈가 직접 부딪히는 현상

삽입물 충돌

인공관절의 금속 삽입물끼리 서로 부딪히는 경우

그 외 흉터 또는 잔존한 반월판, 후방십자인대, 슬개골 하부 지방층 등의 연부조직이 인공관절 삽입물 사이에 끼임이 발생할 수 있다.

복합부위통증증후군

복합부위통증증후군(Complex Regional Pain Syndrome : CRPS)이란 자율 신경 기능장애를 동반한 극심한 통증을 느끼는 상태를 말한다. 증상으로는 이질통, 통각과민증, 자율 신경 변화, 영양성 변화[9], 윤기 나는 피부, 기능적 감퇴 등을 포함하는 뚜렷한 증상들이다. 인공관절 수술 후 복합부위통증증후군에 대해서는 캐츠(Katz) 등에 의해서 처음 보고

---

[9] 영양성 변화(Trophic Change) : 신경이나 혈액 공급이 잘 안 되어 피부, 손톱, 털, 근육 등 몸의 일부에 생기는 변화를 의미. 피부가 얇아지고 건조해지거나 손톱, 발톱이 잘 부러지거나 두꺼워지거나 털이 빠지거나 덜 자라거나 근육이 약해지고 마른다.

되었는데 움직임과 무관한 지속적인 통증으로 인해 가동범위 제한과 피부 과민 반응을 동반한다.

　인공관절 수술 후 복합부위통증증후군의 발생률은 0.7% 정도로 보고되었다. 복합부위통증증후군 진단은 우선 임상 진단, 즉 환자의 증상과 병력을 토대로 이루어진다. 복합부위통증증후군의 치료 방법으로는 요추교감신경차단술을 실시할 수 있다. 인공관절 수술 후 복합부위통증증후군이 생길 수 있음을 꼭 기억하고 가능한 한 조기 진단으로 치료를 빨리 시작하는 것이 좋다.

복합부위통증증후군의 전형적인 증상과 징후

감각 변화	• 자발적 통증 • 온도 과민	• 기계적 자극에 과민 • 둔한 감각에 과민
혈관 관련 변화	• 혈관 확장 • 피부 온도의 차이	• 혈관 수축 • 피부색 변화
순환장애 및 땀 분비 이상	• 부종(Swelling) • 땀이 덜 남	• 땀이 많이 남
운동 기능과 영양 변화 (Trophic Change)	• 근력 저하 • 이상 근긴장 • 피부 위축 • 피하 연부조직 변화	• 떨림 • 운동 조절 능력 저하 • 관절 경직

　복합부위통증증후군은 수술, 외상 후에 드물게 생길 수 있는 심한 만성 통증 질환이다. 이를 예방하거나 줄이기 위해 국소마취나 관절 주사 치료, 비타민 C 복용, 물리치료와 약물치료(특수 연고, 신경통 약 등) 등의 방법이 시도되고 있으며 일부 연구에서 긍정적인 결과를 보였다.

인공관절 강직

인공관절 전치환술 후 강직이 발생하면 무릎의 가동범위에 제한이 생기기 때문에 환자의 일상생활에 많은 영향을 미친다. 또한 지속적인 통증이 동반되는 경우가 많다.

수술 후 무릎 각도는 0~140도 정도를 목표로 한다. 대부분은 그 정도의 각도를 4~8주 이내에 얻는다. 평지를 걷는 데 필요한 무릎의 굴곡 각도는 45~60도, 손을 사용하여 의자에서 일어나려면 70~95도, 계단을 오를 때는 83~90도, 계단을 내려갈 때는 최소 90도가 요구되며 의자에 편안하게 앉으려면 굴곡 95도, 앉아서 신발을 신을 때는 106도, 무릎을 꿇어서 신발을 신으려면 125도의 굴곡 각도가 필요하다.

무릎이 굴곡 95도 이하로 굳어 있는 상태는 일상생활은 어느 정도 가능하나 매우 불편하여 견디기 힘들다. 그래서 인공관절 전치환술 후 목표하는 최소한의 무릎 각도는 120도이다.

수술 후 강직의 정의는 '환자의 일상생활 동작 수행에 영향을 줄 정도의 고통스러운 관절 가동범위 제한'이라고 내릴 수 있다. 각도로 말한다면 굴곡 범위 10~90도이고 심한 상태는 굴곡 70도 미만으로 보면 된다.

인공관절 수술 후 강직의 발생률은 1.3~12%로 보고되고 있다. 재수술이 필요한 강직은 2.3% 정도로 보고되었다.

무릎 인공관절 수술 후 강직의 원인 중 환자 요인

- 수술 전 관절 가동범위 부족
- 염증성 관절 질환
- 젊은 연령
- 과거 무릎에 여러 번 수술받은 경험
- 소극적 재활
- 비만

수술 전에 작은 관절 가동범위는 가장 중요한 강직의 위험요인이다. 과거 수술 경력, 동반 질환, 환자의 직업 등에도 영향을 준다. 수술 전에 이미 영구적으로 위축되고 단축된 대퇴사두근을 보유한 환자라면 인공관절 수술이 성공적으로 이루어지기 힘들다.

당뇨병, 소아 류마티스 관절염, 강직성 척추염, 소아마비, 폐 질환 등을 앓았던 사람도 관절의 강직이 발생할 수 있다.

통증이 주 증상이라면 통증 치료를 우선 고려해 보는 것이 좋다. 실제로 적절하게 통증이 조절되기만 해도 관절 가동범위가 향상되는 것이 자주 관찰된다.

또한 수술 과정과 관련된 강직의 방지를 위해 의료진들은 다음과 같은 부분에 대해 완벽하고 철저한 조치를 하고 있다.

무릎 인공관절 수술 후 강직의 방지를 위해 고려할 점

- 인공관절의 정렬
- 인대, 근육 등 연부조직의 균형
- 감염의 예방과 관리
- 다리 전체의 정렬
- 관절 내 출혈의 방지

3

수술부터 퇴원 전까지

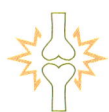

드디어 두렵고 떨렸던 인공관절 수술을 받았다. 이제부터는 인공관절 수술 다음 날부터 환자가 겪게 되는 상황과 앞으로 통과해야 하는 재활의 과정을 시간 순서대로 소개할 예정이다. 인공관절 수술을 앞두고 이 책을 읽을 독자들이라면 예습하는 기분으로, 혹은 이미 수술을 받은 독자들이라면 다시금 차분히 읽으면서 복습하는 마음으로 따라해 보시기 바란다.

수술 후 첫째 날

첫 보행을 시작하기 전 준비운동

수술 후 첫 번째 날이 밝았다. "새 신을 신고 뛰어보자 팔짝"이라는 동요처럼 이제는 아픈 관절을 뒤로 하고 새로운 무릎 관절을 장착했으니 당장 펄펄 날고 싶은 마음이 간절하겠지만 현실은 정반대이기에 낙심이 생기는 시점이다. 그러나 실망하지 마시라. 이 책에서 안내하는 방법들을 한 단계 한 단계 따라가다 보면 어느덧 운동장, 업무 현장 또는 여행지에 서 있는 자신을 발견하게 될 것을 기원하며, 또한 확신하는 바이다.

성공적인 재활의 첫 시작은 역설적이게도 수술로 인한 전신의 일시적 쇠약 상태를 회복하는 데 주력하기 위해 잘 쉬는 일이다. 그래서 수술 다음 첫날은 무리해서 활동을 시도하기보다는 침대에서 휴식과 안정을 갖는 일이 우선이다. 그러나 침대에서 누워서도 보행을 위한 준비운동은 시작해야 한다. 물론 처음에는 스스로 깜짝 놀랄 만큼 쉽지 않다. 내 다리를 내 마음대로 움직이기 어렵다는 사실을 가장 먼저 깨닫기 때문이다. 당신의 무릎 근육과 인대는 수술이라는 큰 치료적 '손상'을 입은 것과 같기 때문이다. 이때 당신이 기억해야 할 가장 중요한 속담은 바로 그 유명한 '천릿길도 한 걸음부터'이다.

침대에 누워서 시작해야 할 운동은 바로 '뇌 무릎 연결 신경 자극 운동'이다. 수술 전 무릎의 통증, 수술 중 마취, 수술 후 운동 감소 등으로 인해 당신의 무릎 근육과 이 근육에 운동 명령을 내리는 뇌의 운동 중추신경과의 신호 전달에 일시적으로 장애가 생겼기 때문에 즉각적으로 강한 힘을 주거나 큰 동작을 하기 어려운 상태이다. 그래서 단순한 다리 들기 동작부터 시작하여 '뇌 무릎 연결 신경'을 활성화시켜 주어야 한다.

다리 들기 운동법

• 탄력 밴드 또는 긴 수건을 이용한 다리 낚아 올리기 운동 •

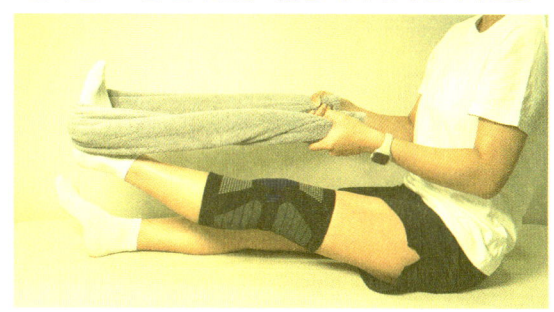

사진과 같이 바닥이나 침대에 앉은 자세에서 고무밴드나 수건을 무릎 수술한 쪽의 발바닥에 걸어 마치 낚시하듯이 발을 들어 올리는 동작을 한다. 팔의 힘으로 다리를 당겨 올리는 동시에 다리에도 힘을 줘 들어올려야 한다.

이 동작은 주로 침대 위에서 할 수 있는 운동이지만 침대에서 일어날 때, 침대에 들어갈 때, 바닥에 장애물을 피할 때를 위한 훈련이므로 매우 중요하다.

수술 후 첫날 또는 늦어도 2일 차에는 담당 재활 치료사와 첫 만남을 통해 다리 들기 운동을 비롯해 침대에서 일어나기, 침대로 들어가기, 보행 보조기를 활용하여 짧은 거리 걷기 등에 대한 교육을 받아야 한다. 그러나 환자의 신체 상태를 고려하여 주치의는 재활 치료의 시작을 1~2일 늦출 수도 있다.

다리 들기 운동 이외에도 침대에 누워서 할 수 있는 다리의 등척성 운동은 세 가지가 더 있다.

다리 등척성 운동법

엉덩이 근육(G 근육) 등척성 수축 운동[10]

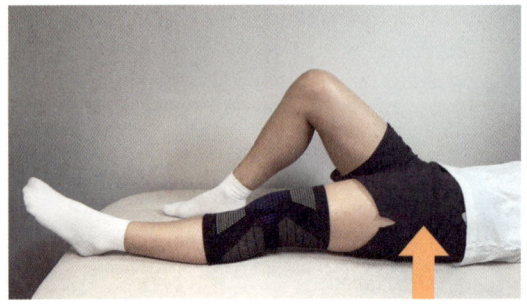

(1) 침대에 누운 채로 다리를 뻗어 엉덩이 근육을 쥐어짜듯이 힘을 준다.
(2) 이 동작을 한 번에 5~10초 동안 유지하여 10~15회를 1세트로, 하루에 10세트 실시한다.

허벅지 앞 근육(Q 근육) 등척성 수축 운동

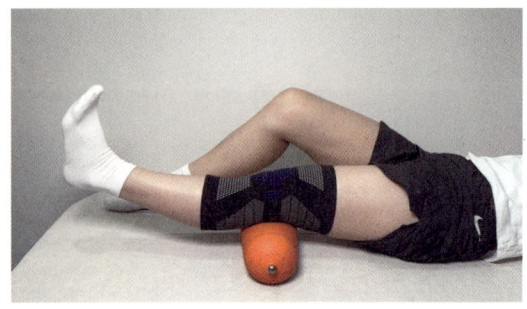

(1) 다리를 뻗고 누운 상태에서 무릎 위 허벅지 앞 근육을 쥐어짜듯 힘을 준다.
(2) 이 동작을 한 번에 5~10초 동안 유지하여 10~15회를 1세트로, 하루에 10세트 실시한다.
※ 무릎 뒤에 수건을 말아 끼워 눌러준다는 느낌으로 운동하면 좀 더 쉽게 할 수 있다. 폼 롤러, 고무공, 두루마리 휴지 등을 수건 대신 사용해도 괜찮다.

• 허벅지 뒤 근육(H 근육) 등척성 수축 운동 •

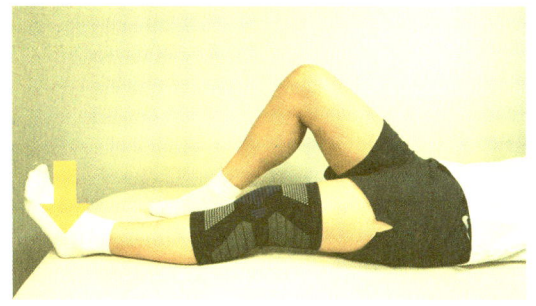

(1) 다리를 뻗고 누운 상태에서 뒤꿈치로 바닥을 찍어 누른다는 느낌으로 허벅지 뒤 근육에 힘을 준다.
(2) 이 동작을 한 번에 5~10초 동안 유지하여 10~15회를 1세트로, 하루에 10세트 실시한다.

천릿길도 한 걸음부터! 첫 보행 연습

이제 워밍업을 했으니 침대에서 내려와 걸어볼 시간이다. 첫걸음은 반드시 담당 재활 치료사가 지켜볼 때 해야 한다. 병실에 치료사가 올라와서 보행 연습을 지도해 주거나 치료실까지는 휠체어로 이동한 뒤 치료사의 지도하에 첫걸음을 떼는 것이 안전하다.

우선 치료사의 보조를 받아 서서히 일어선다. 이때 수술받은 무릎보다는 수술받지 않은 무릎과 아랫배와 허리, 엉덩이 근육에 더 힘을 준다는 느낌이 중요하다. 처음부터 수술한 다리에 체중을 100% 이동해서는 안 되며 수술받지 않은 쪽 다리로만 체중을 지탱해야 한다. 수

---

10) 등척성 수축 운동 : 근육을 의식적으로 몇 초간 단단히 쪼여주는 동작이라고 생각하면 이해가 빠른데 이때 근육에 연결된 관절의 움직임은 일어나지 않아야 한다.

술받은 쪽 발바닥은 바닥과의 접촉을 느끼는 정도로도 충분하다.

이 동작은 수술받은 무릎 관절을 제외한 다른 신체 부위가 보행에 적합하게 재활성화를 시작한 것만으로도 충분한 의미가 있다. 또한 일어선 상태에서 환자는 어지럽거나 의식이 혼미해지지 않는지 점검받는 기회도 된다. 장시간 누워 있었던 환자는 기립성 저혈압이 발생할 수 있기 때문이다. 이 과정에서 특별히 이상 증상이 없다면 환자는 보행을 위해 보행기의 사용법을 교육받게 된다.

워커를 사용하려 한다면 초기 재활 시에는 팔걸이가 높고 바퀴가 달린 어깨 지지형 워커가 고령자들에게 안전하다. 다리 근력이 잘 보존되어 있고 팔을 사용하는 데 문제가 없는 젊은 연령의 환자라면 낮은 높이의 손 지지형 워커부터 사용해도 무방하다.

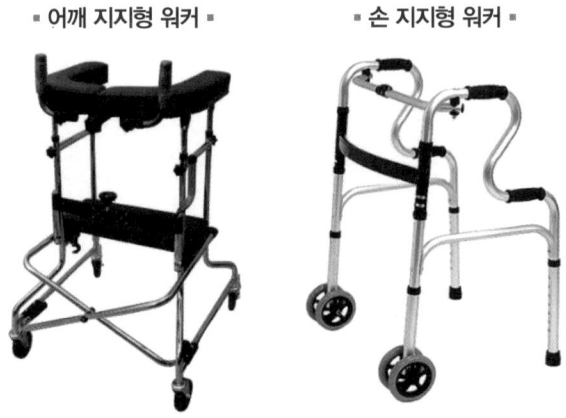

• 어깨 지지형 워커 •   • 손 지지형 워커 •

위의 동작을 수술 전에 미리 연습해 두면 수술 후 더욱 쉽게 배우고 보행 훈련의 진행 속도도 빠를 것이다. 그러나 거의 모든 환자가 수술 후 첫 보행 훈련을 한 뒤에는 피로감을 많이 느끼기 때문에 이 훈련은

30분 이내로 실시한 뒤 휴식을 취하는 것이 좋다. 첫술에 배부를 수 없다는 속담을 기억하라!

관절 가동 운동

환자는 하루 두 번 재활 치료실을 방문하여 보행 훈련과 무릎의 관절 가동 훈련을 해야 한다. 아직은 무릎 관절을 조금 움직이기만 해도 통증이 심하게 느껴지는 것이 당연한 시기이다. 수술받은 무릎은 부어 있고 인공관절 삽입 부분은 뼈가 잘린 상태에서 아직 아물지 않았으며 절개되었던 피부, 근육, 연부조직들은 꿰맨 지 하루밖에 지나지 않았다. 아프지 않다면 이상하다.

그래서 이 시기에 통증 조절 약물의 투여는 필수적이다. 투약은 가급적이면 관절 운동이나 보행 훈련을 하기 전과 치료가 전부 끝난 후에 이루어지면 좋다. 그래서 대부분은 아침과 저녁 시간에 투약 시간이 정해지고 통증이 심한 경우라면 낮에 한 번 더 추가 투약을 하면 좋다.

관절 가동 운동 훈련 동작은 치료사가 해주는 운동, 기계가 해주는 운동, 환자 스스로 하는 운동 이렇게 세 가지 방식으로 시행된다.

▪ 치료사가 해주는 운동 ▪ ▪ 기계가 해주는 운동 ▪

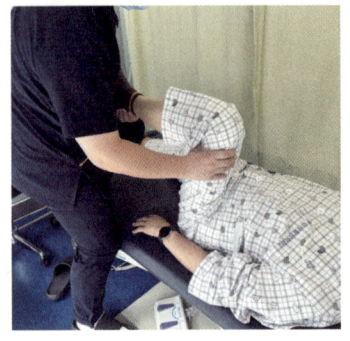
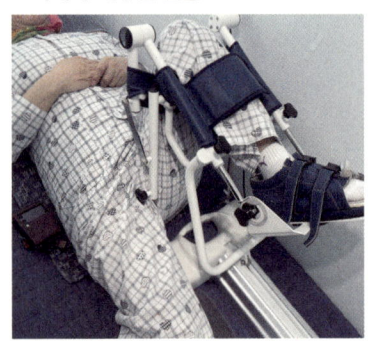

▪ 환자 스스로 하는 운동 ▪

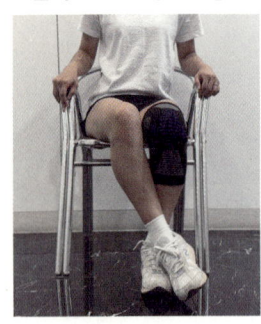

(1) 수술받지 않은 쪽 다리로 수술받은 쪽 다리를 의자 밑으로 최대한 밀어준다.
(2) 60초간 자세를 유지한다.
(3) 이 동작을 하루에 가능한 한 자주 해주는 것이 좋다. 단, 수술받은 무릎에 통증이 생기지 않는 각도까지만 실시해야 한다.

호흡 훈련

전신마취 수술한 경우 또는 척추 부위마취를 하였지만 폐 합병증의 우려가 있는 경우는 다음 날부터 흡입용 호흡 훈련기를 이용한 호흡 훈련을 해야 한다고 앞서 설명한 바 있다. 흡입용 호흡 훈련기에는 세

개의 플라스틱 원통이 합쳐진 본체 안에 작은 플라스틱 공들이 들어 있는데 환자가 마우스피스를 입에 물고 숨을 깊게 들이마시면 플라스틱 공이 위로 떠오르게 된다. 강하게 숨을 들이마실수록 공은 더 높이, 오래 공중에 떠 있어 환자가 직접 눈으로 자신의 호흡 과정을 지켜볼 수 있으므로 빠르게 호흡 기능을 정상화하는 데 효과적이다. 이 훈련은 한 시간에 한 번, 5분 정도 하는 것이 좋다.

흡입용 호흡 훈련기 사용법

• 흡입용 호흡 훈련기로 호흡 훈련을 하는 모습 •

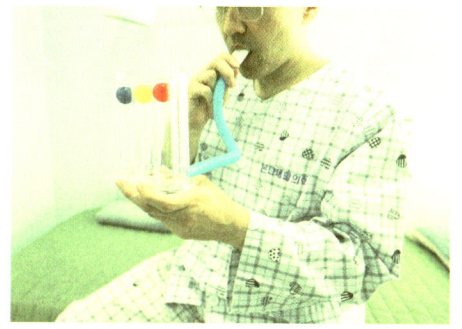

(1) 최대한 숨을 내쉬고 마우스피스를 입에 문다.
(2) 최대한 깊게 숨을 들이마신다.
(3) 플라스틱 공이 기준선 이상으로 올라가 3~5초간 떠 있을 수 있도록 호흡을 조절한다.
(4) 1번 들이마시고 15~20초 쉰다. 무리하게 연속해 반복하면 힘들고 어지러울 수 있다.
(5) 이 동작을 5~10회 정도 반복한다.

수술 후 둘째 날부터 닷새째 날까지

어지러움 주의

이때는 본격적으로 재활 치료, 특히 일어서서 걷는 훈련을 시작해야 하는 시기이다. 환자의 상태는 걸음마를 시작한 어린 아기 또는 우주비행을 마치고 지구에 갓 착륙한 우주비행사와 같다. 다시 말해 내 몸이 내 맘 같지 않다는 말이다. 게다가 이때는 장시간 누워 있고 수술 중 불가피하게 생겼던 출혈과 장시간 누워 있음으로 인해 전신 혈액순환 기능이 저하되어 어지러움증이 생길 수 있다.

재활 치료 중 이러한 약간의 어지러움이 발생하면 잠시 하던 치료를 멈추어야 한다. 치료 도중 식은땀이 나거나 기운이 없으면 이는 어지러움의 전조 증상일 수 있으므로 이런 증상이 보인다면 더욱 주의를 기울여야 한다.

이런 어지러운 현상은 환자의 보행 능력이 회복되고 활동성이 증가하게 되면 사라지므로 대부분은 크게 걱정할 필요는 없다. 그러나 평소 심혈관계 질환이 있거나 의심할 만한 증상이 수술 전에도 있던 환자가 재활 치료 도중 어지러운 증상을 호소한다면 즉시 병동 의료진에게 알리고 검사 등의 조치가 필요한지 확인하는 것이 안전하다.

보행 보조기구 사용

워커나 목발 등의 보행 보조기구의 선택은 수술받지 않은 다리의 근력, 몸통과 상체의 근력 등을 먼저 고려해야 한다. 팔, 다리, 몸통의 근력이 약하다면 팔걸이가 높고 바퀴가 달린 어깨 지지형 워커가 적합하고, 다리 근력이 잘 보존되어 있고 팔을 사용하는 데 문제가 없다면 낮은 높이의 손 지지형 워커를 사용할 수 있다.

침대와 휠체어를 벗어나서 서고 걷는 활동이 증가할수록 변비와 혈전 생성의 가능성을 낮출 수 있고 컨디션의 회복 또한 눈에 띄게 가속화될 것이다.

수술 후 초기 재활은 바퀴 달린 워커로 30~40미터 정도 이동하는 것을 목표로 해야 한다.

관절 가동 운동

앞서 설명한 세 가지 관절 운동 방법 중 지속적 수동적 운동기계(CPM)를 이용한 관절 가동 운동은 정확한 사용법만 교육을 받는다면 환자 스스로 운동할 수 있다는 점이 장점이다. 하지만 잘못 사용하게 되면 각도가 과도하게 설정될 수 있고 지나치게 장시간 사용하면 수술 부위에 무리를 가할 수 있으므로 절대로 욕심을 내서 사용하는 것은 금물임을 명심해야 한다.

수술 절개 부위 피부 주변의 혈류량은 무릎 굴곡 각도가 40도 이상이 되면 감소하기 때문에 처음부터 각도를 크게 두는 자세는 피해야 한다. 동작 속도는 1분~1분 30초에 한 번 왕복할 수 있도록 설정하여 총 운동 시간은 하루에 한 시간씩, 매일 10도 정도 각도를 늘려가야 무리가 없다. 고유수용성 신경근육 촉진 기법(PNF)을 적용하는 전문적 재활 치료를 받는 경우에는 지속적 수동적 관절 운동 기계의 사용은 하루에 한 번, 한 시간 정도로도 충분하다는 연구결과가 있다.

만약 각도를 올려 운동하는데 무릎에 통증이 느껴진다면 전날 운동한 각도로 되돌아가 운동했다가 다음 날 다시 각도 올리기를 시도해본다. 그런 과정을 거쳐 수술 5~6일쯤에 60~90도 굴곡이 가능해진다면 적당한 회복 속도로 볼 수 있다.

부종 관리 시작

수술 후 침대에 머무는 시간보다 앉거나 걷는 시간이 늘어날수록 재활은 가속화되고 다리의 부종도 감소한다. 그러나 보행 훈련이나 의자에 앉아 있는 시간이 과도하면 할수록 부종은 오히려 증가할 수 있다. 그래서 잠잘 때를 제외한 깨어 있는 시간 동안에는 침대에 눕는 시간, 의자에 앉아 있는 시간, 걷는 시간을 적절하게 분산시키는 것이 중요하다.

부종을 줄이는 방법 중 하나는 냉찜질을 자주 하는 것이다. 냉찜질을 위해서는 무릎에 감는 보호대 형태의 얼음주머니도 가능하고 냉동식품을 보관할 때 쓰는 아이스 팩을 사용해도 된다.

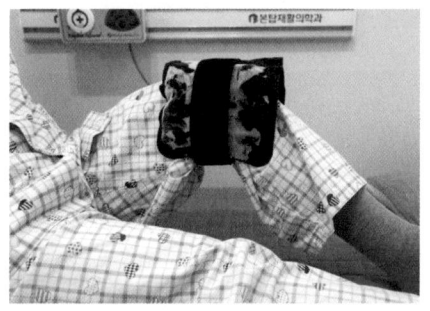

▪ 무릎에 보호대 형태의 얼음팩을 감은 모습 ▪

이런 것들이 없다면 얼음을 비닐봉지에 싸고 다시 수건으로 둘러싸 무릎의 부종 부위에 감싸줘도 효과는 같다. 다만 얼음이 녹으면 다시 얼려야 하는 번거로움이 단점이다. 수술 뒤 병원에서는 물리치료실에서 냉각치료기로 하루에 두 번 정도 치료받는 것도 좋다.

이러한 방법들과 함께 부종을 감소시키기 위해 반드시 해야 할 조치는 침대에서 누워 있을 때 항상 다리를 심장보다 높게 위치하게 만드는 일이다.

▪ 침대에 누웠을 때의 다리의 적정 높이 ▪

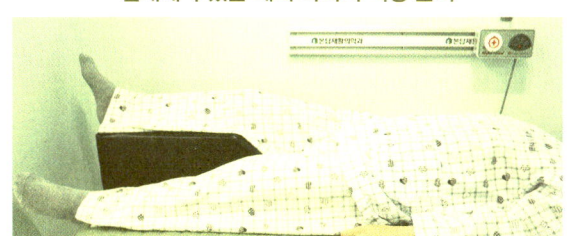

※ 무릎에서 발까지의 높이가 가슴, 즉 심장보다 높게 위치하도록 베개나 쿠션, 담요 등을 쌓아서 다리 아래에 올린다.

부종 제거가 중요한 또 다른 이유는 수술 부위의 혈액순환과 관련 있기 때문이다. 신체 부위가 붓는다면 그 부위에서 혈액순환이 잘 이루어지지 않는다고 보면 된다. 수술 부위에 혈액순환이 잘 되지 않는다면 상처가 잘 낫지 않는 것뿐만 아니라 감염의 위험성도 올라간다. 그래서 부종은 수술 후 초기 회복 시기에 반드시 관리해야 하는 주요 증상이다.

침대에서 하는 다리 운동

전신 피로감과 통증 때문에 침대에서 자주 일어나기가 힘들다면 침대에서 누운 채로 다리 운동을 해야 한다. 그림과 같이 가족이나 간병인의 도움을 받아서 다리 들기 운동을 틈틈이 하는 것이 좋다.

• 침대에서의 다리 운동법 •

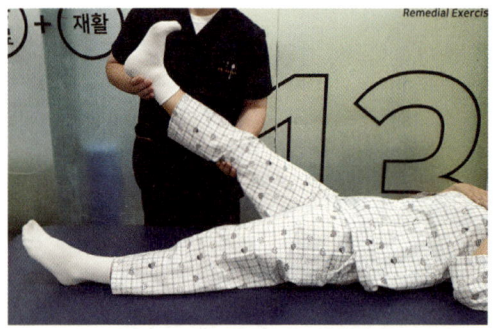

(1) 누워서 다리를 편 채 허벅지 앞 근육에 힘을 줘 근육을 쥐어짜 준다.
(2) 그 상태에서 보조자는 환자의 무릎 뒤와 발목 뒤 혹은 뒤꿈치를 양손으로 받쳐서 다리를 천천히 20~30cm 정도 들어올려 준다.
(3) 그 자세에서 2~3초 정도 멈추고 보조자는 환자의 다리를 천천히 아래로 내려준다. 이때 환자의 다리를 확 내려놓거나 떨어뜨리지 않도록 주의해야 한다.

이 다리 들기 운동 동작은 쉬워 보이지만 수술받은 지 2~3일 차인 환자에게는 결코 만만히 볼 동작이 아니며 글자 그대로 환자와 보호자의 '손발이 잘 맞아야' 하는 동작이다.

이 과정을 틈틈이 며칠 동안 반복하다 보면 환자 스스로 다리를 들어 올리고 내릴 수 있게 된다. 이 운동은 재활 초기 보행의 안정성을 위해서 꼭 필요한 운동이라고 강조하고 싶다.

그 밖의 개인 관리들

조심스럽게 첫 샤워

수술 후 환자들은 궁금한 점들이 한둘이 아닐 것이다. 대부분의 질문들은 아주 사소하게 들리겠지만 개인 관리 차원에서라도 매우 중요한 부분이다. 환자들이 궁금한 질문 중 첫 번째는 "샤워는 언제 할 수 있을까?"이다.

수술 후 첫 샤워는 스스로 앉거나 일어서서 20~30분 정도 자세를 유지할 수 있을 때(수술 후 2~3일 차)부터 가능하다고 보면 된다. 단, 어지러움이나 메스꺼움 등의 증상 없이 그 정도의 시간을 앉거나 일어서서 버틸 수 있는 상태여야만 한다. 만약 보행 훈련이나 재활 치료 중 어지러움, 메스꺼움 증상 등으로 인해 치료를 중단한 경험이 있는 환자라면 며칠만 더 기다렸다 샤워할 것을 권한다.

샤워를 하기 전 준비할 것들이 몇 가지 있다. 우선 수술 부위에 물이 스며들지 않도록 수술 부위에 방수 처리를 해야 한다. 아직은 수술 부위가 완전히 아물지 않았

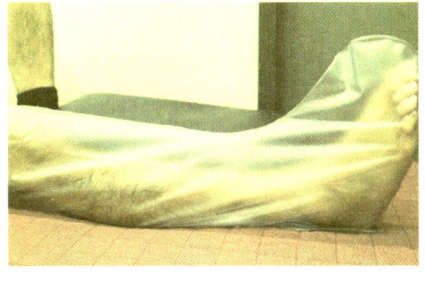

◦ 방수 보호대 착용한 모습 ◦

기 때문에 조금이라도 이물질이 섞인 물이 흘러 들어간다면 감염이 발생할 가능성이 크기 때문이다.

샤워를 하기 전 두 번째 준비로는 샤워실에 의자를 준비하는 일이

다. 환자 스스로 20~30분 정도는 충분히 서서 버틸 수 있겠지만 씻다 보면 어느새 다리 힘이 풀리거나 갑작스럽게 통증을 느낄 수도 있으므로 샤워실에 의자를 준비해 두고 힘들 때마다 앉는 것이 안전하다. 샤워를 도와줄 사람이 있으면 더욱 좋다.

변비 주의

환자는 입원 중일 때 뿐만 아니라 퇴원 후에도 변비가 생기지 않도록 평소 섬유질이 많은 음식을 먹고 유산균 음료를 먹는 등 식단을 관리해야 한다. 경우에 따라서는 장운동을 규칙적으로 조절하는 약이나 변이 지나치게 단단해지지 않도록 약을 처방받는 것도 좋다.

퇴원 시 체크포인트

수술 전 입원부터 재활 치료 후 퇴원까지는 짧게는 며칠부터 길게는 한두 달이 걸린다. 이번에는 장기간의 병원 생활을 마치고 집으로 돌아갈 때 가족들이 꼭 확인해야 할 체크포인트를 알아보자.

승용차, SUV보다는 승합차!

환자가 퇴원할 때 타야 할 차의 바닥 높이는 승용차 정도의 높이가 좋다. 만약 SUV처럼 높은 차일 경우라면 타고 내릴 때 무릎이 많이 구부러져야 하고 힘도 많이 필요하다. 그래서 인공관절 수술 후 퇴원

할 때 타기 편한 가장 적당한 차량은 차 바닥의 높이가 낮은 밴 형태의 승합차이다.

리클라이닝 기능이 있는 좌석이라면 최대한 뒤로 등을 눕히고 무릎은 조금만 구부리도록 발판 위에 발을 올린 자세가 좋다. 리클라이닝 좌석이 없는 차량에서는 2열이나 3열에서 최대한 누운 뒤 무릎은 살짝만 구부리는 정도로 펴서 좌석을 가로질러 앉는 것이 좋다. 등은 문에 기대고 다리는 반대쪽 문 방향으로 뻗는 자세를 권한다.

- 수술 후 차에 앉는 자세(승합차 리클라이닝 시트)
- 수술 후 차에 앉는 자세(승용차 2열 또는 3열)

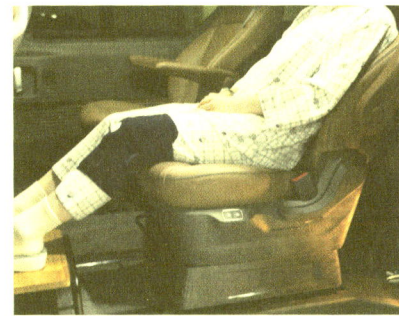
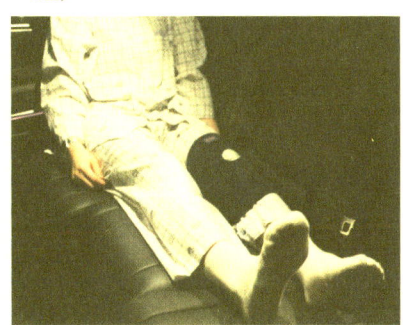

그러나 현실적으로 가정마다 이런 조건에 맞는 승합차를 가지고 있지 않은 경우가 많다. 요즘에는 다양한 종류의 택시도 많고 하루나 이틀 정도 대여할 수도 있기에 환자의 무릎 관절을 보호해야 할 시기에 차량 이동을 해야 한다면 이러한 부분도 고려해야 한다.

일상생활 속 보조 도구 준비

혼자 집 안에서 일상생활을 하기 위해 필요한 도구들인 집게, 양말

신는 데 도움을 주는 도구, 이동식 좌변기 등은 미리 준비해 두는 편이 좋다.

"이런 거 물어봐도 될까요?"
초기 재활 운동에 대해

Q 퇴원 후 재활 훈련은 하루 중 언제 하는 것이 좋을까요?

재활 훈련을 위한 정해진 시간은 없습니다. 오히려 퇴원 후 마주하는 모든 상황이 재활 훈련의 기회가 됩니다. 결국 재활이라는 것은 일상생활로 완전하게 복귀하게 되면 끝나게 되기에 생활 속에서 한 가지씩 장애를 극복해 나가야 합니다. 하루 중 눈을 뜬 모든 시간이 재활 훈련 시간이 되어야 하고 병원에서 제공받은 재활 프로그램이나 이 책을 가까이 두고 수시로 재활 훈련을 연습할 것을 적극 추천합니다.

Q 책상다리 자세는 언제 할 수 있을까요?

가능하면 시간이 지나 여러 자세가 가능해진다 해도 책상다리 자세는 하지 않길 당부합니다. 그러나 개인 사정상 책상다리 자세를 할 수밖에 없다면 다음의 조건이 충족되었을 때 시도해 볼 수 있습니다.

- 인공관절 무릎 각도가 140도 이상 가능해질 때
- 수술받은 쪽 고관절의 가동범위(굴곡, 외회전, 외전)가 정상으로 가능해질 때
- 수술받지 않은 쪽 무릎과 고관절의 근력과 각도가 정상으로 돌아왔을 때

- 골반, 허리, 양팔의 근력과 기능이 정상으로 돌아왔을 때

우리나라를 포함한 아시아권에서는 바닥에 앉는 좌식 문화가 일반적이기 때문에 무릎이 꺾이는 각도는 클수록 좌식 생활에서는 편리하다. 그래서 인공관절 수술을 받은 환자들도 하루빨리 무릎을 완전히 구부려 책상다리 또는 가부좌 자세를 하고 싶어 하다 보니 재활 치료에 있어서도 관절 각도 회복의 목표치가 미국이나 유럽 국가들의 기준보다 더 높다.

실제로 관절 각도가 120도 정도가 되면 보통은 계단 보행과 의자에 앉아 생활하는 데 지장이 없다. 그러나 좌식 생활에서는 앉기 위해서 다리의 관절 각도가 140도는 구부러져야 하고 여기에 더해 무릎을 구부린 상태에서 넓적다리뼈, 즉 대퇴골에 대하여 아랫다리뼈, 즉 경골이 바깥쪽으로 회전이 가능해야 하고 무릎 안쪽의 간격과 외측 인대가 늘어나야 하는 까다로운 조건이 필요하다. 결국 좌식 생활에서 책상다리 자세를 하기 위해서는 무릎뿐만 아니라 고관절의 굴곡, 외전, 외회전 각이 최대로 뻗을 수 있어야 하고 골반, 엉덩이, 허리의 근력 또한 충분히 강해야 한다.

과거에는 인공관절 수술을 하면 좌식 생활은 완전히 포기해야 한다고 설명했다. 그러나 최근 수술 기법의 발달과 신체 역학에 대한 개념이 향상되면서 인공관절 수술 후에도 책상다리 자세를 절대적으로 금지하지 않고 있다.

Q 수술 후 며칠이 지났는데도 왜 아직도 누워서 다리를 들 수가 없을까요?

다리를 들기 위해서는 허벅지 앞 근육이 수축하면서 슬개골이 잡아당겨져야 하는데 이 슬개골에 연결된 힘줄이 아직 충분히 회복되지 않아 통증이 나타나기 때

문입니다. 또는 허리와 고관절을 연결하는 장요근의 근력이 충분치 않기 때문일 수도 있습니다. 이럴 경우에는 보호자의 도움을 받아서 다리 들기 훈련을 계속해 주는 것이 가장 좋은 방법입니다.

Q 수술 후 아직까지도 다리에 피멍이 남아 있는데 무릎에 이상이 생긴 것은 아닐까요?

수술 부위 피멍 자국은 수술 후 3~5일까지가 가장 심합니다. 그 이후에는 멍 색깔이 서서히 옅어지면서 완전 소실까지는 2~3주까지도 소요됩니다. 피멍의 색깔이 계속 진하게 남아 있다면 복용하는 약들 중에 혈소판 기능을 억제하는 성분인 비스테로이드성 진통제나 항응고제 때문은 아닌지 주치의와 상담해 보길 추천합니다.

Q 수술 후에는 특별히 더 먹어야 할 음식이 있나요?

어느 한두 가지 음식이 관절 치료에 더 효과적인 것은 없습니다. 균형 잡힌 식사를 골고루 잘 먹는 것이 회복을 위해서 가장 좋습니다. 여기에 더해서 종합영양제와 추가적인 항산화제 등을 꼭 복용하길 추천합니다.

Q 수술 전, 인공관절 수술을 앞두고 체중 감량을 하였는데 수술 후 움직이지 않다 보니 다시 살이 찐 것 같아요. 다이어트는 언제부터 하는 게 좋을까요?

수술 후 3개월까지는 체력을 회복해야 하기에 그 이후에 체중 감량을 시도할 것을 권고합니다.

재활 기간 동안 운동 목표

수술 후 3~4주까지가 무릎 인공관절 치환술 후 재활에서 가장 핵심적인 기간이다. 이 기간에 환자가 회복해야 하는 기능들은 다음과 같다.

- 무릎 굴곡 각도 120~130도 이상
- 혼자서 실내 이동, 배변, 샤워, 목욕 등의 일상생활 동작 가능
- 보조기구 없이 보행 30~40미터 이상 가능
- 의자나 침대, 변기에서 앉았다 일어서는 동작이 무리 없이 자유롭게 가능
- 흔들림 없이 서 있기

3장

퇴원 후 평생 강철 무릎으로 살기 위한 재활 방법

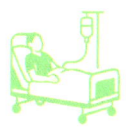

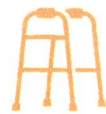

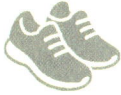

인공관절 재활 초등 과정
재활 1~4주 차

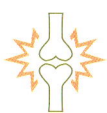

야호! 이제 당신은 인공관절 걸음마 단계를 통과하여 드디어 아장아장 걷는 단계로 들어설 수 있게 되었다. 새로운 인공관절로 뛰어다니기에 앞서 지금부터는 본격적인 무릎 재활 과정의 시기라고 할 수 있다. 이제부터는 어디에서 재활 운동을 시작하는 게 좋을지 선택해야 할 때이다. 평생 강철 무릎으로 살아가기 위한 첫 걸음마 연습은 집 혹은 재활병원 중 어디에서 시작하는 것이 나에게 더 도움이 되고 효과적일지 결정하는 데 고려할 점들을 꼼꼼하게 살펴봐야 한다.

재활 첫째 주 : "집으로? 재활병원으로?"

집 vs 재활병원, 어디로 갈까?

수술 후 3~4일 뒤에는 피 주머니 제거와 보행기를 잡고 일어설 수 있게 되고, 혈액 검사상 심각한 감염이나 염증 상태가 아니라면 퇴원이 가능하다. 이때 곧장 집으로 돌아갈 수도 있고 재활병원으로 이동하여 좀 더 안전하게 재활 치료를 받을 수도 있다.

두 경우 모두 재활의 내용과 순서는 거의 같다. 그러나 무릎 인공관절 수술을 받은 환자들은 대부분 고령이고 수술로 인해 몸이 쇠약해진 경우가 많으므로 집으로 돌아가는 것이 불안하게 느껴지는 환자와 가족들은 재활병원으로 전원하기를 선호한다. 실제로도 수술 후 곧바로 집으로 갔다가 며칠을 못 견디고 재활병원을 찾는 경우도 종종 볼 수 있다.

환자가 집이 아닌 재활병원으로 전원하는 이유는 대부분 통증 관리와 스스로 해야 하는 재활 운동이 쉽지 않기 때문이다. 그러므로 환자의 몸 상태와 가족들의 상황을 잘 파악하여 병원을 떠나 집 혹은 재활 의료기관 중 어디로 갈 것인지를 미리 결정해 두어야 한다.

관절 가동범위 회복 운동

빠른 회복을 위해서는 수술 후부터 무릎 관절 가동범위를 매일 측정해야 한다. 각도기로 정확히 측정할 필요까지는 없지만 90도(무릎이 'ㄱ' 자로 꺾인 정도)를 기준으로 하여 그 이상 구부러질 경우, 뒤꿈치가 궁둥이에 닿을 정도라면 150도 이상이고 그 사이의 각도는 지속적 수동 관절 운동기로 관절이 꺾이는 최대치가 그날의 관절 각도가 된다.

재활병원에서는 전문 치료사에 의해 관절의 가동치료가 이루어지기 때문에 환자는 체계적이고 안전하게 재활을 받을 수 있다. 이때 유의할 점은 치료 중 느껴지는 무릎의 상태, 예를 들어 통증, 뻣뻣함, 관절의 소리 등을 항상 치료사와 소통하며 알려야 한다는 것이다. 가동범위의 향상을 위해 어느 정도 참아야 하는 징후도 있겠지만 그 정도가 과도하다고 판단될 경우에는 치료를 중단하고 의사의 확인을 먼저 받아야 한다. 종종 환자 스스로 관절 운동을 과하게 하다가 봉합 부위가 벌어지는 경우도 있기 때문이다.

또한 관절 운동 중 통증을 느끼면 환자는 반사적으로 무릎 신전 근육을 수축시켜 저항하게 된다. 이렇게 되면 효과적인 재활 치료가 이루어질 수 없고 흔히 말하는 '진도가 안 나가게' 된다. 단순히 진도가 더딘 것에서 그치면 좋겠지만 이로 인해 관절 가동범위를 늘려야 하는 적절한 시기까지 놓치면 인공관절 삽입물 주위의 근육과 인대가 단축되고 관절구축으로 이어져 차후에 걷거나 움직이기 위한 충분한 각도 회복이 되지 않을 수도 있다. 그러므로 관절 가동범위 회복을 위해서는 평소에도 통증 관리가 필수적이라 할 수 있다.

빠른 회복을 위해서는 능동적인 굴곡 운동도 중요하다. 치료사의 손이나 지속적 수동 운동 기계에만 의존해 운동을 해서는 안 된다. 궁극적으로 재활의 목표는 스스로 관절을 움직여 정상적으로 걷는 일이기 때문이다. 그래서 무릎의 신전 근육과 굴곡 근육을 똑같이 강화하는 훈련이 무엇보다 필수적이다. 다음의 동작들을 꾸준히 해주면 관절 가동범위와 근력을 동시에 회복시키는 데 큰 도움이 될 것이다.

관절 가동범위와 근력 회복 운동법

- 의자에 앉아서 스스로 하는 관절 가동 운동 1 -

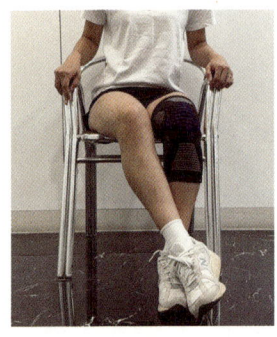

(1) 의자 또는 침대 가장자리에 앉아서 수술하지 않은 쪽 다리로 수술받은 다리 쪽을 포개어 통증을 느끼기 전까지 후방으로 눌러준다. 마지막 위치에서 20초 이상, 최대 60초 정도 멈춘다.
(2) 누르는 힘을 풀고 수술한 쪽 무릎을 스스로 서서히 최대한 펴준다.
(3) 이 동작을 5~10회 반복한다.

- 의자에 앉아서 스스로 하는 관절 가동 운동 2 -

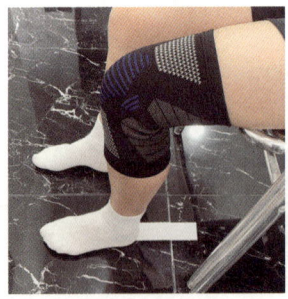
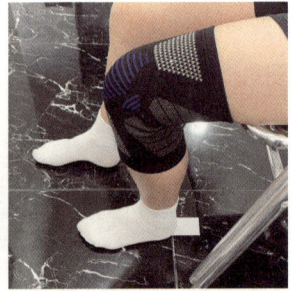

⑴ 바닥에 테이프나 줄자로 발의 위치를 표시한 뒤 수술한 쪽 다리를 뒤로 당긴다.
⑵ 매일 운동 후 무릎이 당겨진 정도를 측정해 둔다.

■ **등척성 허벅지 뒤 근육 강화 운동(Isometric hamstringexercise)** ■

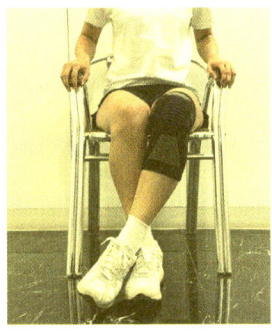

⑴ 의자 또는 침대 가장자리에 앉아서 수술하지 않은 쪽 다리를 수술받은 쪽 다리 뒤에 포갠다.
⑵ 앞 방향으로 힘을 주어 저항을 가하면서 동시에 수술받은 쪽 무릎을 뒤 방향으로 구부리도록 힘을 준다.
⑶ 20초 이상, 최대 60초 정도 양다리 힘의 균형을 유지한다.
⑷ 양다리의 힘을 풀어준다.
⑸ 5~10회 반복한다.
※ 이 동작은 수술받은 무릎의 허벅지 뒤쪽 근육인 햄스트링을 강화하는 데 매우 효과적이다. 하루에 최대한 여러 차례 해준다.

▪ 등척성 무릎 신전근 강화 운동(Isometric Quadriceps Exercise) ▪

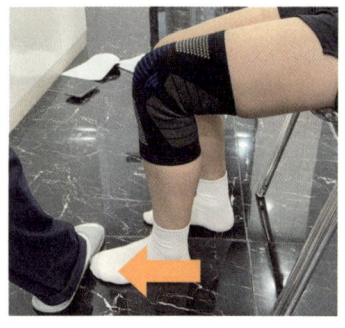

(1) 의자 또는 침대 가장자리에 앉아서 무릎은 90도 각도 정도로 편안하게 구부리고 발바닥은 지면에 가볍게 둔다.
(2) 보조자의 발 또는 벽에 수술받은 쪽의 다리의 발끝을 닿게 위치하고 무릎을 펴는 힘을 준다. 이때 보조자의 발이나 벽은 고정되어 있어야 한다.
(3) 20초 이상, 최대 60초 정도 힘을 유지하고 난 뒤 힘을 풀어준다. 하루에 최대한 자주한다.
※ 이 동작은 수술받은 쪽 무릎의 허벅지 앞쪽 근육(Quadriceps)을 강화하는 데 매우 효과적이다.

▪ 중력을 이용한 무릎 굴곡 운동 ▪

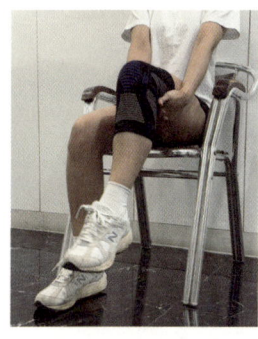 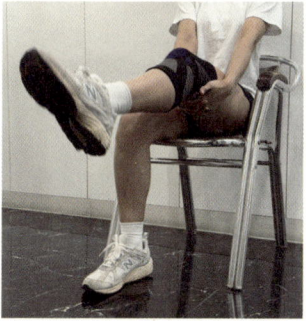

(1) 의자 또는 침대 가장자리에 앉아 수술받은 쪽 무릎의 허벅지 뒤를 양손으로 천천히 들어올린다.

(2) 무릎을 천천히 폈다가 구부렸다를 반복한다. 이때 허벅지를 높이 들어올릴수록 종아리부터 발까지의 아래 다리는 중력에 의해 아래로 떨어지게 되어 자연스럽게 무릎의 구부러지는 각도가 커지는 효과를 얻는다.

• 수동적 무릎 신전 운동 •

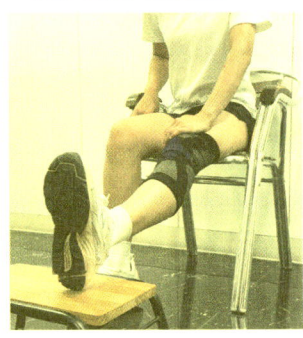

(1) 의자에 앉아 수술받은 쪽 다리를 다른 의자나 테이블 위에 발을 올려놓는다.
(2) 무릎을 최대한 편다.
(3) 한 번에 최대 10~15분, 하루에 여러 차례 한다.

• 능동적 무릎 신전 운동 •

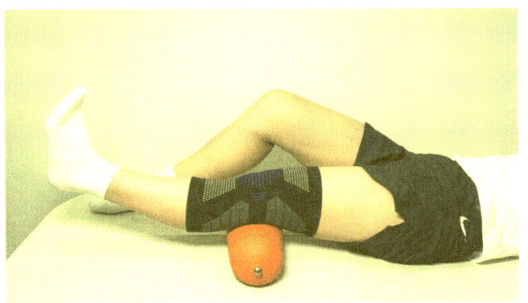

(1) 침대, 바닥, 긴 의자에 수술받은 쪽 무릎을 완전히 펴고 눕는다.
(2) 무릎 아래에는 소리가 나는 공이나 쿠션, 두루마리 휴지 같은 탄력성 있고 부드

(3) 수술받은 쪽 다리 전체에 힘을 주어 공이나 두루마리 휴지를 천천히 눌러준다.
(4) 한 번에 10~20회 정도를 한 시간에 한두 번 실시한다.
※ 소리 나는 공을 쓰는 이유는 강하게 누를 때와 약하게 누를 때의 차이를 소리를 통해서 스스로 힘을 조절할 수 있기 때문이다.

통증 관리

통증 관리는 무릎 인공관절 치환술 후 재활 과정에서 매우 중요한 요소 중 하나이다. 수술 후 느끼는 통증은 필연적으로 모든 환자들이 겪게 되지만 통증 조절 여부에 따라 재활의 속도가 다른 것도 현실이다.

가장 보편적인 통증 조절 방법은 진통제이고 그중에서도 부작용이나 이상 반응이 상대적으로 적은 아세트아미노펜(타이레놀) 성분이 가장 무난하다. 재활병원에 입원할 때는 먹는 약으로 또는 주사로 진통제를 처방받게 되는데 아세트아미노펜 성분 외에 비스테로이드성 소염진통제, 트라마돌 계통의 진통제 등이 있다.

종종 이런 약물 복용이나 주사제로 통증 조절이 충분치 않을 경우에 말초신경 차단술로 무릎 관절 주변의 통증 자극을 줄이고 허벅지 앞 근육의 경직을 완화해 주기도 한다. 신경 차단술이라는 이름 때문에 혹시 신경을 자르는 것이 아니냐고 물어보는 분들이 많은데 이는 신경을 지나가는 통증 신호의 흐름을 주사 약물로 막아주는 방법이라고 이해하면 된다.

무릎과 허벅지 앞쪽 통증은 대퇴신경 차단술을, 무릎과 허벅지 뒤쪽 통증은 좌골신경 차단술을 사용해 조절할 수 있다. 필자는 통증 완화를 위해서뿐만 아니라 무릎 관절의 뻣뻣함이 심할 경우에도 이러한 방법을 사용하는데, 재활 운동 시 발생하는 통증을 완화하는 데에도 도움이 많이 된다.

특히 대퇴신경 차단술은 무릎 인공관절 수술 후의 통증 완화에 효과적이었고, 경막외강신경 차단술과 유사한 진통 효과가 있었다고 발표한 연구도 있어 필자도 자주 활용하는 방법이다. 필자의 연구팀은 2023년 1월 1일부터 2024년 11월 16일까지 시행한 478건 중 100건의 사례를 분석하여 무릎 인공관절 수술 후 통증 관리에 대퇴신경 차단술이 유의미한 효과가 있음을 2025년 4월 대한재활의학과학회 춘계 학술대회에 발표한 바 있다.

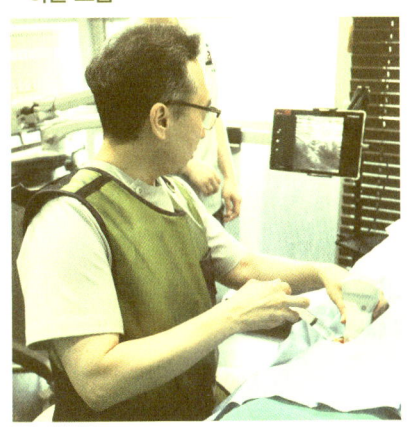

▪ 초음파를 보면서 대퇴신경 차단술을 시행하는 모습 ▪

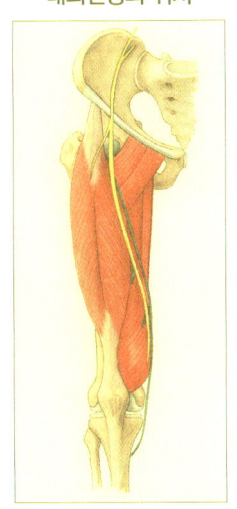

▪ 대퇴신경의 위치 ▪

무릎 수술 후 통증, 대퇴신경 차단술로 잡아보자![11]

무릎 인공관절 수술은 큰 수술이기 때문에 수술 후 심한 통증이 발생할 수 있으며, 이는 재활과 회복을 방해하기도 한다. 현재 통증 관리에는 비스테로이드성 소염진통제, 아편 유사제, 아세트아미노펜 등이 사용되지만, 어떤 경우에는 이러한 방법만으로는 통증이 충분히 조절되지 않을 수 있다.

이럴 때 '대퇴신경 차단술(FNB)'이 도움이 될 수 있다. 대퇴신경 차단술은 기존 통증 관리 방법으로 효과를 보지 못할 때 추가적으로 시도해 볼 수 있는 시술이다. 수술 후 통증 관리에 대한 표준화된 지침은 아직 없지만 본탑 재활의학과 의원에서는 한쪽 무릎 인공관절 수술을 받은 환자들에게 대퇴신경 차단술이 통증 관리에 얼마나 효과적인지 조사해 보았다.

이 연구는 2023년 1월 1일부터 2024년 11월 16일까지 시행된 478건의 대퇴신경 차단술 사례를 후향적으로 분석했다. 포함 및 제외 기준을 적용하여 최종적으로 100명의 환자가 연구에 포함되었다. 연구에 포함된 환자들은 한쪽 무릎 인공관절 수술 후 입원하였으며, 한쪽 대퇴 신경 차단술을 받은 환자들이었다.

통증 완화는 매일 측정된 시각적 아날로그 척도(VAS) 점수를 통해 평가되었다. 시술 전 시각적 아날로그 척도 점수를 기록하고, 시술 다음 날 오전 8시에 다시 측정했다. 또한 통증이 최대로 감소하는 데 걸리는 시간도 함께 확인했다. 연구에서는 환자들을 동반 질환 유무에 따라 그룹으로 나누어 기저 질환이 대퇴신경 차단술 효과에 미치는 영향을 평가하기도 했다. 대퇴신경 차단술 시

---

11) 본 내용은 필자의 연구팀이 2025년 4월 대한재활의학과 춘계학술대회에 발표한 내용을 쉽게 설명한 것이다.

술은 1% 리도카인과 덱사메타손을 사용하여 초음파 유도하에 시행되었다.

연구결과에 따르면 전체 연구 대상 환자들의 중간 연령은 70세였고, 여성 환자가 86명, 남성 환자가 14명이었다. 100명의 환자 중 34명은 동반 질환이 없었고, 66명은 고혈압, 고지혈증, 당뇨병, 갑상선 기능 저하증, 골다공증 등 하나 이상의 동반 질환을 가지고 있었다. 우측 인공관절 수술은 47명, 좌측 수술은 53명이었다.

편측 대퇴신경 차단술을 받은 환자들의 경우 시술 후 하루 만에 시각적 아날로그 척도 점수가 평균 1.34점 감소했다(99% 신뢰 구간: 1.06–1.62). 통증이 최대로 감소하는 데 걸린 평균 시간은 4.69일이었다(99% 신뢰 구간: 3.47–5.91). 특히 동반 질환이 없는 환자들은 시각적 아날로그 척도 점수가 평균 0.91점 감소한 반면(99% 신뢰 구간: 0.40–1.42), 동반 질환이 있는 환자들은 평균 1.56점 더 크게 감소했다(99% 신뢰 구간: 1.24–1.88).

결론적으로 대퇴신경 차단술은 편측 TKA 후 통증을 유의하게 감소시키는 것으로 나타났다. 특히 고혈압, 고지혈증, 당뇨병, 갑상선 기능 저하증, 골다공증 등의 동반 질환이 있는 환자들에게서 더 큰 통증 감소 효과를 보였기 때문에 대퇴신경 차단술이 이 환자들에게는 특히 더 유익할 수 있다는 점을 시사한다. 이러한 결과는 대퇴신경 차단술이 TKA 환자에게 효과적인 보조 통증 관리 전략이 될 수 있음을 보여주며, 앞으로 그 적용 범위와 장기적인 결과에 대한 추가 연구가 필요하다.

혈전 생성 억제제 복용

수술 후 재활 초기에는 혈전이 생기는 것을 막기 위해 항응고제가 처방된다. 혈전이 생겼을 때 나타나는 증상은 종아리 근육의 통증과 부종, 허벅지 부종 그리고 호흡 곤란이다. 이런 증상들 중 하나라도 나타난다면 병원을 방문하여 상태를 점검해야 한다(혈전 억제제의 종류와 복용에 관한 내용은 이 책의 앞부분에 '무서운 혈전증'을 참고하면 도움이 된다).

끊었던 약들 다시 챙겨 먹기

수술을 받았던 병원에서 퇴원하여 재활 치료가 시작되는 시점인 수술 후 5~6일 이후부터는 수술 전에 복용 또는 주사했던 약들을 다시 시작해도 된다. 대표적으로 당뇨 환자의 인슐린, 혈압 환자의 혈압강하제 그리고 류머티즘이나 루푸스 같은 전신 염증성 질병을 앓는 환자들의 비스테로이드성 소염진통제들이 그것이다.

주의할 점은 수술을 받으면 신체 대사율의 변화와 수술로 인한 스트레스 반응으로 인해 약물의 효과가 이전과는 달라질 수 있기 때문에 용량을 조절해야 할 수도 있다. 예를 들어 당뇨 환자는 수술 스트레스와 기력 회복을 위해 음식을 가리지 않고 먹어서 혈당이 평소보다 더 상승할 수 있고, 고혈압이 있던 환자는 통증 조절을 위해 사용된 마약성 진통제가 혈압을 떨어뜨릴 수 있어 혈압강하제를 먹지 않아도 혈압이 높지 않은 경우도 있다.

그러므로 기존의 약을 다시 시작하려 한다면 수술 전에 혈압, 혈당, 만성 염증성 질환 등을 관리해 주던 주치의와 상의하여 용량을 재설

정해야 한다.

부종 관리

수술을 받으면 해당 부위에 부종이 생기는 것은 당연하다. 단, 이 부종이 과하게 오래 지속되면 문제가 있는 것이다. 특히 심한 부종은 관절의 가동범위 회복을 더디게 만든다.

부종 완화를 위해서는 다음의 방법들로 관리해야 한다.

냉찜질

수술 부위를 차갑게 만들어 출혈과 물이 차는 것을 억제해 준다.

압박스타킹

수술 이후 초기에 정상적으로 걷지 못하면 다리 근육의 펌핑 작용이 떨어져 중력의 영향을 더 받게 된 체액과 혈액은 다리에 고이게 되는데 이로 인해 다리가 붓게 된다. 압박스타킹을 착용하면 약해진 근육의 펌핑 작용을 보조하여 다리가 과도하게 붓는 것을 방지할 수 있다. 종아리까지만 압박하는 짧은 스타킹보다는 무릎 위 허벅지까지 올라오는 긴 스타킹을 신는 것이 더 좋다.

다리 올려 놓기

취침 시 침대에 누울 때 다리 밑에 담요나 베개를 겹쳐 쌓아서 다리를 심장보다 높게 올려 놓는 것이 부종을 줄이는 데 효과적이다.

재활을 위해 의욕적으로 보행 훈련을 장시간 하다 보면 자칫 부종 관리에 소홀해질 수 있기 때문에 시간을 정해서 하루에 두 번, 한 시간 정도씩 다리를 높여 올려 두어 누워 있는 자세가 부종의 억제에 좋다.

근력강화 운동

무릎 인공관절 수술 후 재활 과정에서 관절 가동범위 회복 못지않게 중요한 것이 바로 다리 근력의 회복이다. 수술 후 단 며칠 만에 환자의 다리 근력은 약해진다.

월(Wall) 등의 연구에 의하면 건강한 젊은 성인의 한쪽 다리를 깁스로 고정하였을 때 대퇴사두근 단면적이 5일 후에는 3.5%, 14일 후에는 8.4% 감소하였고 근력도 5일 후 9%, 14일 후 22.9% 감소한 것을 확인하였다. 만약 움직이지 않는 기간이 4주로 길어진다면 더욱 급격한 근력의 저하가 발생한다. 고바야시(Kobayashi)의 연구에 의하면 전방십자인대 수술 환자의 양다리를 비교했을 때 건강한 다리에 비해 근력이 67% 정도 감소하였다.

또 다른 연구에서는 무릎 신전근뿐만 아니라 무릎 굴곡근, 발목 신전 및 굴곡근도 함께 강화 훈련에 포함시켜야 함을 보여준다. 2010년 카티알 슈베타(Katyal Shveta)의 실험을 통해 무릎 관절 재활 운동 중 한 가지인 대퇴사두근의 등척성 강화 운동을 할 때 발목 신전을 추가하면 대퇴사두근의 근력 향상이 더 증가한다는 결과를 발표한 바 있고, 저드(Judd) 등은 수술 후 1개월에 측정한 무릎 신전 근력은 수술 전에 비해 42% 감소했고, 무릎 굴곡근은 34%, 발목 굴곡근은 17%, 신전근은 18% 감소되었다고 했다.

한편 고관절의 근력도 강화해야 한다. 브레카(Brecca) 등이 연구한 무릎 인공관절 수술 환자의 생체역학적 실험을 통해 고관절 외전근도 감소도 관찰되었다. 이러한 여러 연구결과에 따라 무릎 인공관절 수술 후 재활 과정에서 다리의 근력 운동은 무릎 신전근, 굴곡근, 발목 신전근, 굴곡근과 고관절 근력의 강화를 포함해야 한다.

다음의 운동들은 재활병원이나 집에서 스스로 할 수 있는, 간단하지만 중요한 다리 근력 강화를 위한 동작들이다.

근력 강화 운동법

- **대퇴사두근 강화 운동**

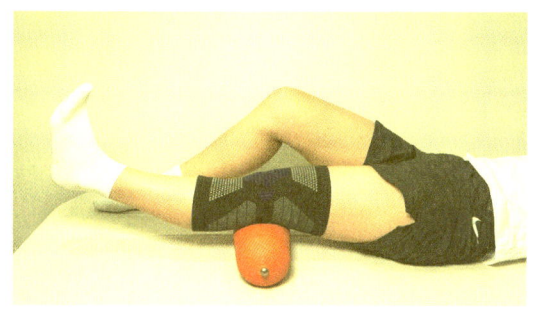

(1) 침대 또는 바닥에 누워서 다리를 뻗고 무릎 뒤로 바닥을 누르듯이 허벅지 앞 근육, 즉 Q 근육에 10~15초 동안 힘을 주었다가 푼다.

(2) 3~5회 실시하고 하루에 10~20번 반복한다.

※ 발끝을 머리 쪽으로 향하도록 발목을 신전시키는 동작을 함께해 주면 더 큰 효과를 볼 수 있다.

■ 둔부 근육 강화 운동 ■

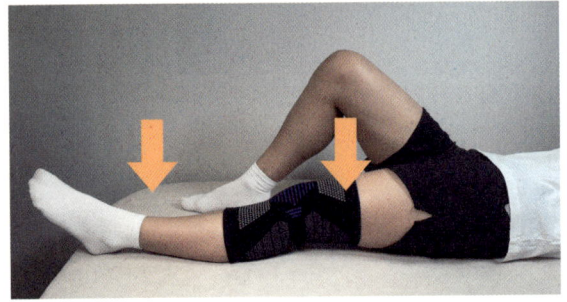

(1) 침대 또는 바닥에 다리를 뻗고 눕는다.
(2) 다리 전체로 바닥을 누르듯이 엉덩이 근육에 10~15초 동안 힘을 주었다가 푼다.
(3) 3~5회 실시하고 전체 순서를 하루에 10~20번 반복한다.

■ 햄스트링(허벅지 뒷 근육) 강화 운동 ■

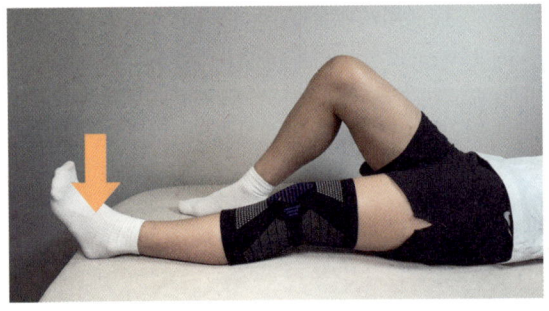

(1) 침대 또는 바닥에 다리를 뻗고 눕는다.
(2) 발뒤꿈치로 바닥을 누르듯이 허벅지 뒤 근육, 즉 H-근육에 10~15초 동안 힘을 주었다가 푼다.
(3) 3~5회 실시하고 전체 순서를 하루에 10~20번 반복한다.

• 누워서 다리 들기 운동 •

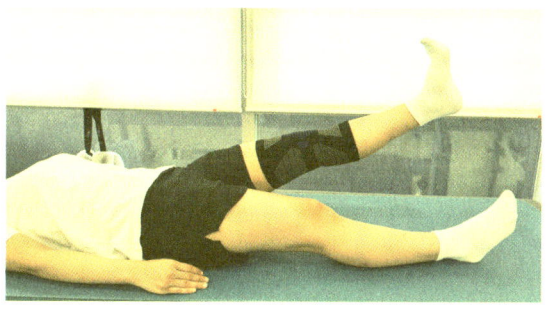

(1) 바닥에 누워 다리를 들어준다.
(2) 바닥에서 15~20cm 정도로 다리를 들고 5초 동안 버틴다.
(3) 다시 서서히 바닥에 내린다.
(4) 15~25회 반복하는데 하루에 3~5세트를 한다.

• 폼롤러를 이용한 무릎 신전 운동 •

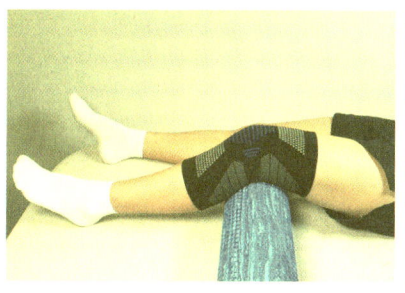 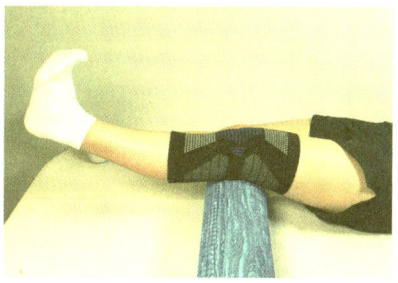

(1) 누워서 무릎 밑에 폼롤러나 담요를 말아서 두고 눕는다.
(2) 무릎을 천천히 펴서 아래 다리를 들어올린다.
(3) 무릎이 거의 다 펴졌을 때 허벅지 앞의 근육, 즉 대퇴사두근을 쥐어짜듯이 힘을 더 준다.
(4) 15~25회 반복하는데 하루에 3~5세트를 한다.

▪ 뒤꿈치 들기 운동 ▪

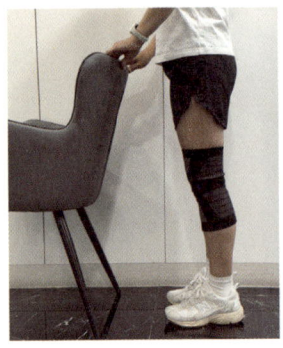 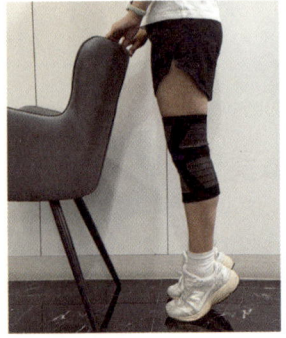 

(1) 책상이나 식탁처럼 고정된 지지대를 붙잡고 서서 양발 뒤꿈치를 들어올린다.
(2) 10∼20회씩 3∼5세트를 반복한다. 이 운동을 하루에 3번, 즉 아침, 점심, 저녁에 반복한다.
※ 이 운동은 종아리 근력을 강화하는 동작이며 부종을 감소시키는 데 효과가 있다.

▪ 약한 스쿼트 운동 ▪

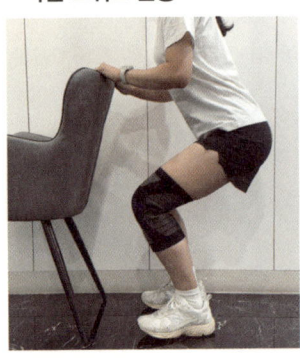 

(1) 책상이나 식탁처럼 고정된 지지대를 붙잡고 선다.
(2) 양 무릎을 서서히 구부려서 몸 전체를 내려가게 한다.
(3) 10∼20회씩 3∼5세트 반복한다. 하루에 전체 순서를 3번, 즉 아침, 점심, 저녁에 반복한다.
※ 처음에는 많이 내려갈 수 없다. 무릎 각도를 45도 정도까지만 구부리는 것이 안전하다. 허벅지 앞 근육, 즉 무릎 신전근 강화에 효과적이다.

• 다리를 옆으로 드는 고관절 외전 운동 •

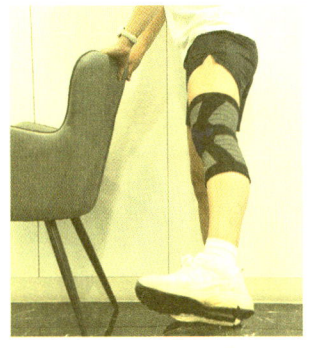

(1) 책상이나 식탁처럼 고정된 지지대를 붙잡고 선다.
(2) 수술받은 쪽 다리를 옆으로 최대한 들어올렸다가 내리는 것을 반복한다. 이때 발끝은 계속 전방을 향하도록 해야 정확하게 엉덩이 옆 근육이 강화될 수 있다.
(3) 10~20회씩 3~5세트를 반복한다. 하루에 3번, 즉 아침, 점심, 저녁에 반복한다.
※ 이 운동은 고관절 외전근, 즉 엉덩이 옆 근육 강화에 효과적이다.

• 다리 앞뒤로 흔들기 운동 •

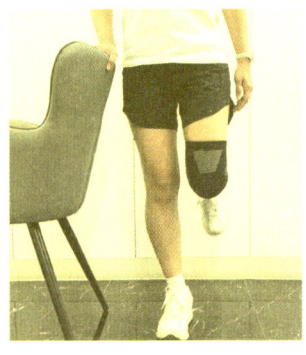
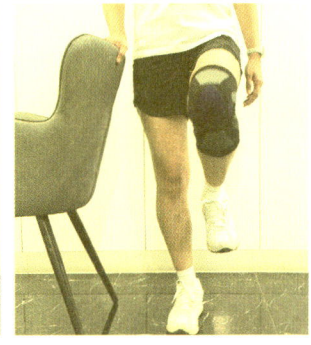

(1) 수술받지 않은 쪽 다리를 책상이나 식탁처럼 고정된 지지대 옆에 위치하도록 선다.
(2) 수술받은 다리의 반대쪽 손으로만 지지대를 붙잡고 서서 수술받은 쪽 무릎을 살짝 굴곡 시킨 채 고관절을 움직여서 다리 전체를 앞뒤로 움직여 준다.
(3) 10~20회씩 3~5세트 반복한다. 하루에 3번, 즉 아침, 점심, 저녁에 반복한다.

집 안에서 산책하기

근력 회복 운동과 함께 보행기를 사용하여 걷기 운동을 틈틈이 해야 한다. 조금씩 회복되는 근력을 이용하여 실질적인 보행 기능을 회복하는 일이 재활의 핵심이기 때문이다. 그러나 아직은 실내에서만 걷기 운동을 할 것을 권고한다.

수술받은 무릎 쪽에 체중을 싣는 일이 가능하더라도 고유수용성 감각, 즉 다리의 균형과 위치 등을 감지하는 기능이 아직 약하기 때문에 보행기나 지팡이를 사용하여야 한다. 서두르다가 넘어지면 지금까지 들인 수고가 모두 물거품이 될 수 있음을 명심해야 한다.

"이런 거 물어봐도 될까요?"
재활 첫째 주에 대해

Q 무릎을 움직일 때 뻑뻑해요, 왜 그런가요?

수술 후 무릎 관절 주변에 혈액과 체액이 증가했고, 수술 전에 장기간 약해져 있던 허벅지 앞뒤 근력이 지금도 여전히 약하기 때문입니다.

Q 수술 후 무릎 앞쪽이 아파요.

인공관절 수술 후에는 절개와 조직 손상으로 인해 수 주간 앞쪽 무릎에 통증이 생길 수 있습니다. 재활 운동 과정에서 관절을 굽히고 펴는 동작, 특히 '무릎 꺾기' 운동할 때 통증이 흔하게 나타납니다.

수술 전부터 통증에 민감한 경우나 신경 손상이 있으면 신경병증성 통증이 동반될 수 있습니다. 또한 수술 부위의 부종이나 혈종이 주변 조직을 압박해 통증을 유발할 수 있습니다.

Q 수술 후 무릎이 완전히 펴지지 않아요.

무릎 인공관절 수술 후 초기에 무릎이 잘 안 펴지는 이유에는 여러 가지가 있습니다. 허벅지 앞 근육인 대퇴사두근, 특히 내측 광근에 아직 힘을 줄 수 없기 때문에 무릎을 끝까지 펴는 힘이 부족해지고, 수술 부위의 통증과 부기 또한 원인이 됩니다. 또한 통증 때문에 무릎을 약간 구부린 채로 유지하기 때문이기도 하죠. 수술 전에 후방 관절낭이 쪼그라졌기 때문일 수도 있습니다. 무릎이 완전히 펴지지 않는 상태가 오래 지속되면 관절이 굳는 강직으로 이어질 수 있기 때문에 초기부터 통증 및 부종 조절과 허벅지 근육 강화가 필요한 것입니다.

Q 왜 낮보다 밤에 무릎이 더 아픈가요? 잠을 잘 수가 없어요.

항염증 작용 호르몬인 코르티솔은 심야에서 새벽 사이에 그 분비량이 가장 줄어들기 때문에 밤에 염증성 통증이 더 심해질 수 있습니다. 또한 낮에 움직일 때는 관절 주위의 혈액과 체액의 순환이 이루어지는 반면, 몸을 움직이지 않는 밤에는 이러한 순환 기능이 떨어져 붓고 아프게 됩니다. 다른 이유로는 수술 후 떨어진 체력으로 인해 낮의 활동과 생활 피로가 많이 쌓이게 되어 결국 면역체계도 약해져 야간에 자가 치유 기능이 활성화되지 못하기 때문이기도 합니다. 낮보다 밤에는 신체 외부로부터 받는 자극이 현저히 줄어들기 때문에 통증이 더 크게 느껴지는 것 또한 원인 중 하나입니다.

재활 둘째 주 : "다시 예전처럼 걸을 수 있을까?"

이제 '재활'이라는 과정의 두 번째 주에 접어들었다. 그러나 여전히 수술받은 무릎은 낮에도 아프고 밤이 되면 더욱 쑤셔서 잠들기도 어렵다. 그리고 수술 부위는 여전히 부어 있어서 보기에도 흉해서 괜스레 눈물도 나고 "괜히 수술했나?"라는 생각도 들면서 서글퍼진다.

이런 생각이 들수록 몇 달 뒤 자신의 모습을 상상하면서 견뎌내야 한다. 관절 통증 때문에 그동안 하지 못했던 일들을 하기도 하고 가지 못했던 곳을 갈 수 있게 될 자신을 떠올려 보자. 당신은 당신이 바라던 모습으로 살기 위해 지금 이 책을 읽고 있으니 말이다.

수술 후 첫 번째 집도의 면담

수술 후 병원에서 퇴원할 때는 대부분 수술 후 2~3주 사이에 진료를 예약하여 환자와 보호자에게 안내한다. 그때에는 수술받아서 인공관절이 삽입된 새로운 무릎뿐만 아니라 환자의 전반적인 건강 상태를 점검하고 봉합했던 피부로부터 실밥 또는 피부 봉합사를 제거하기 위함이다.

수술 부위는 엑스레이를 촬영하여 삽입물의 위치와 고정 상태를 확인받게 된다. 그리고 봉합 부위는 아직 완전하게 치유되었다고 볼 수 없기 때문에 그날부터 바로 욕조에 들어가는 목욕을 해서는 안 되고 샤워할 때도 물이 상처에 스며들지 않도록 각별히 주의해야 한다. 욕조 목욕은 수술 후 3~4주 이상 경과해야 가능하다.

수술 부위 연부조직 관리

피부 봉합 부위가 감염 없이 잘 아물었다고 해도 피부 아래 연부조직은 두꺼워지고 단단하게 만져질 수 있다. 겉으로 보이는 피부 밑의 근육, 인대, 지방층 같은 연부조직도 수술 과정에서 절개되고 수술 후 회복 과정 동안에 흉터 반응이 일어나기 때문이다. 이는 자연스러운 현상이지만 종종 관절을 움직일 때 불편감이나 통증의 원인이 되기도 하므로 관리가 필요한 대상이다.

수술 부위의 연부조직 관리 첫 번째 방법은 수술 상처의 양옆에서 단단하게 만져지는 부분을 양손의 엄지손가락으로 작은 원, 즉 동전 100원 크기만큼을 그리듯이 문질러 주는 것이다. 한 번에 10~15회씩, 하루 동안 자주 해주면 연부조직의 유착이 많이 풀어지는 효과를 얻을 수 있다. 이때 주의할 점은 봉합 부위가 완벽하게 치유되지 않았을

• 슬개골 주변 연부조직 마사지 •

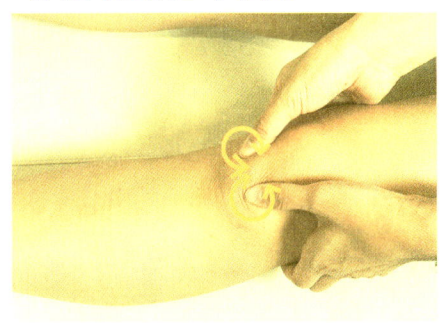

(1) 수술 상처의 양옆에서 단단하게 만져지는 부분을 양손의 엄지손가락으로 작은 원, 즉 동전 100원 크기만큼 그리며 문질러 준다.
(2) 한 번에 10~15회씩, 하루 동안 자주 해준다.

수도 있으므로 손을 청결하게 씻거나 소독할 것 그리고 피부에 양방향으로 벌리는 힘이 가해지지 않도록 할 것 등이다.

차 타고 내리기에도 요령이 있다

재활 두 번째 주에는 아직 운전을 직접 하지 않는 것이 좋다. 수술 뒤 4주 경과 후에 운전을 시작할 것을 권한다. 자동차 탑승은 승용차를 탈 경우에는 조수석에 앉는 것이 좋다. 문제는 차에 들어가고 나오는 과정이 쉽지 않다는 점이다.

다음은 자동차 승차와 하차 요령을 순서대로 정리한 것이다.

재활 훈련 중 승차 방법

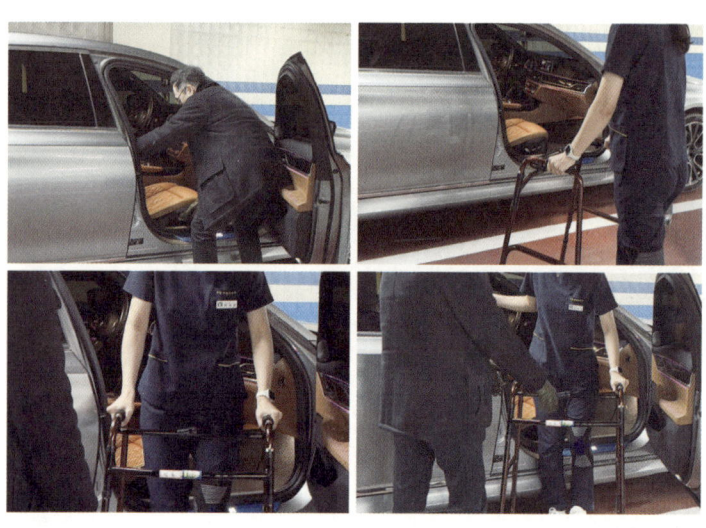

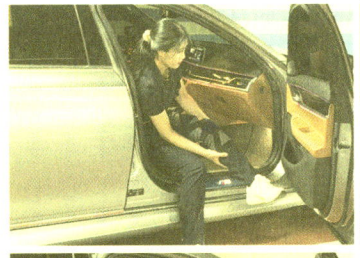
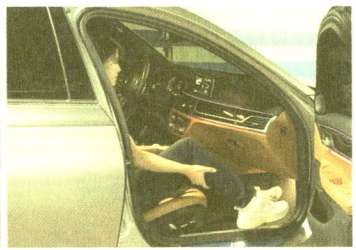
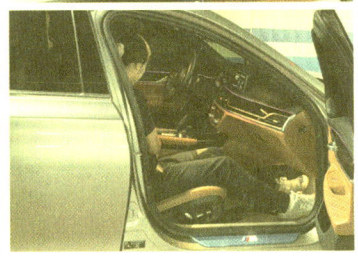

⑴ 운전자 또는 보호자가 조수석의 문을 열고 좌석을 뒤로 최대한 이동시켜 다리 공간, 즉 레그룸을 넓혀 놓는다.
⑵ 환자는 워커로 걸어서 조수석 입구까지 간다.
⑶ 돌아서서 등이 조수석을 향하도록 선다.
⑷ 왼손으로는 워커를, 오른손으로는 자동차 프레임을 잡고 엉덩이를 차 안으로 집어넣으면서 천천히 의자에 앉는다.
⑸ 왼쪽 다리를 먼저 차 안으로 넣는다.
⑹ 오른쪽 다리를 차 안으로 넣는다. 수술한 다리는 두 손으로 무릎 뒷부분을 잡고 들어올려야 한다.
⑺ 수술한 다리에 힘을 주지 않도록 양손과 수술하지 않은 다리에 힘을 주어 편안한 위치를 찾고 안전띠를 착용한다.

재활 훈련 중 하차 방법

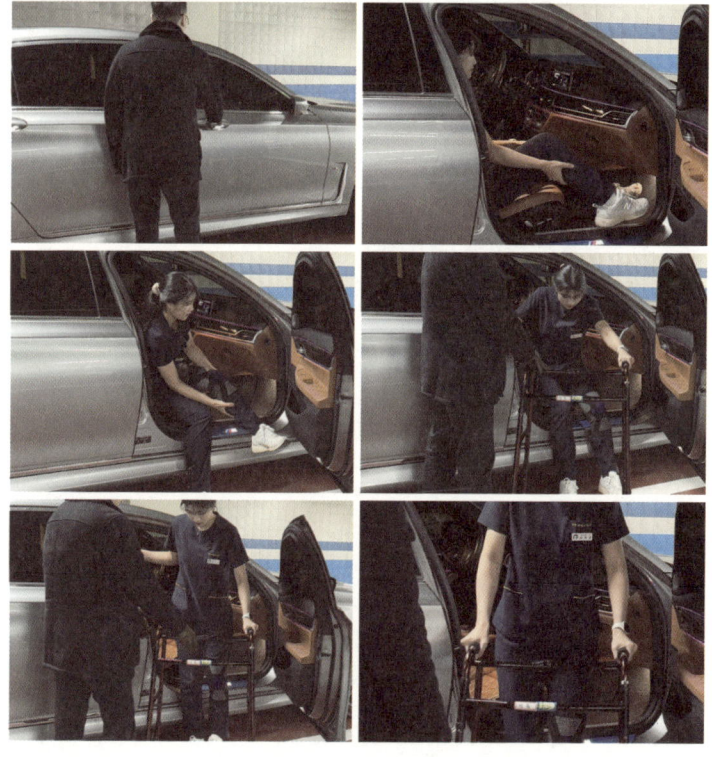

(1) 하차할 때는 승차의 역순으로 내리면 된다. 정차 후 운전자 또는 보호자는 조수석의 문을 열어준다.

(2) 환자는 엉덩이를 의자의 중간보다 앞쪽으로 이동하여 오른쪽 다리를 먼저 차 밖으로 내린다.

(3) 왼쪽 다리를 차 밖으로 내린다. 이때 수술한 다리는 두 손으로 들어서 차 밖으로 내려놓아야 한다.

(4) 운전자 또는 보호자는 워커를 꺼내어 환자 앞에 가져다준다.

(5) 환자는 승차 때와 마찬가지로 왼손은 워커를, 오른손은 자동차 프레임을 잡고 일어선다.

(6) 바로 걸어가지 말고 5~10초 정도 호흡을 가다듬은 뒤 연습한 대로 워커 보행을 한다.

걷기 운동과 지구력 운동

재활 훈련 2주 차에 가장 중요한 목표는 워커 또는 목발로 안정적으로 걸을 수 있게 되는 것이다. 간단한 목표 같지만 실제로 많은 환자들은 실내에서 짧은 거리를 몇 번만 왕복해도 힘들어한다. 그만큼 수술 후 체력 혹은 지구력이 저하되어 있다는 의미이다. 그래서 이 시기에는 관절 가동범위 훈련 못지않게 다리 근육 강화 훈련도 중요하다.

처음에는 워커를 잡고 직선 경로를 한 번에 2~3분 정도 걸어서 왕복하는 것부터 시작한다. 매일 조금씩 시간이나 거리를 늘려서 훈련하고 자신감이 생기면 보호자와 함께 실외 보행을 시도해 봐도 좋다.

계단 오르내리기 훈련

무릎 인공관절 수술 후 환자들에게 계단은 수술 전부터 공포의 대상이다. 모든 환자가 수술받은 후에는 계단 보행을 자유롭게 하길 원하지만 제대로 재활 훈련을 받지 못한다면 쉽지 않을 수 있다.

계단 훈련은 재활 2주 차부터 시작하게 되는데 이때 반드시 기억해야 하는 원칙이 있다. '건상(上) 수하(下) 원칙이다!' 계단을 올라가거나 내려갈 때 두 다리는 앞뒤로 벌어지게 되는데 이때 건강한 다리가 위(上)에, 수술받은 쪽 다리는 아래(下)에 위치시켜야 한다는 의미이다. 올라갈 때는 건강한 다리를 먼저 올리고 내려갈 때는 수술한 다리를 먼저 내리는 과정으로 이해해도 된다.

만약 양 무릎을 짧은 기간, 혹은 같은 날 모두 수술한 경우라면 계단 훈련은 최대한 다리 근력이 회복된 후에 시작하는 것이 좋다. 이때는 두 무릎 중 근력이 좀 더 좋은 쪽이 '건강한 무릎' 역할을 맡고 상대적으로 약한 쪽은 '수술한 무릎'으로 간주하여 '건상 수하' 원칙을 적용하면 된다.

계단 오르기 운동법

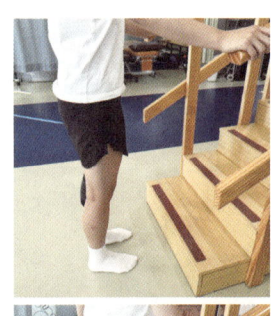
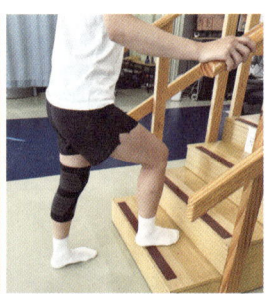
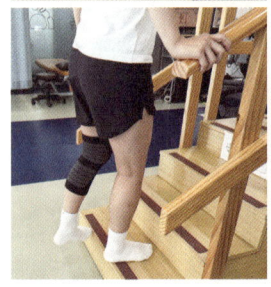
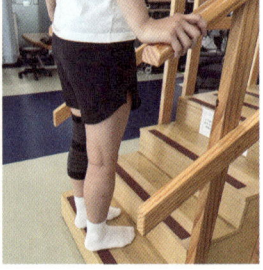

(1) 계단을 바라보고 선다.
(2) 난간을 손으로 잡고 수술한 다리에 몸을 의지해서 건강한 다리를 한 계단 위로 들어올려 계단을 발로 디뎠다가 다시 한 계단 아래로 내려놓는다.
(3) 10~15회씩 3~5세트를 하루에 3회 이상 실시한다.

계단 내려오기 운동법

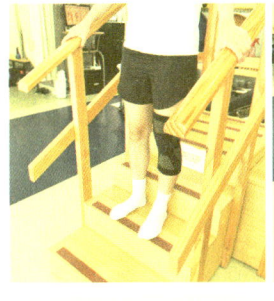 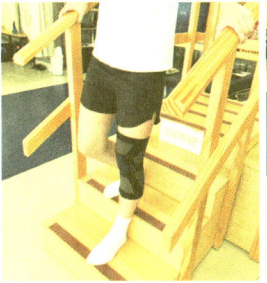 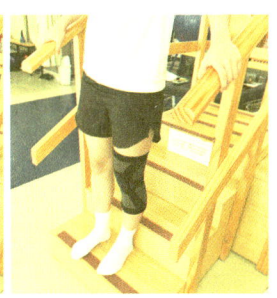

⑴ 계단을 등지고 한 계단 올라가서 선다.
⑵ 건강한 다리에 몸을 의지해 수술한 쪽 다리를 한 계단 아래로 내렸다가 다시 올린다.
⑶ 10~15회씩 3~5세트를 하루에 3회 이상 실시한다.
※ 처음에는 수술 부위가 아플 수 있는데 통증을 견디기 어렵다면 이 훈련 동작은 한 주 뒤로 미루어도 된다.

물리치료

병원에서는 여러 가지 장비들을 이용한 물리치료가 근골격계 통증 환자뿐만 아니라 수술 후 회복기 환자들의 재활 치료에도 널리 적용되고 있다. 가벼운 냉각·온열 치료부터 경피적 전기자극요법, 간섭파 치료, 저출력 레이저 치료, 고강도 레이저 치료, 체외충격파 치료까지 그 종류는 다양하다.

필자는 이런 여러 가지 방법들을 가능하면 최대한 수술 후 재활환자들에게 사용하고 있는데 그 이유는 수술 후 재활 과정은 수술 부위의 회복 못지않게 주변 관절과 근육의 관리도 중요하기 때문이다.

이런 물리치료 방법들은 수술 부위에 직접 적용하기보다는 대부분 수술 후 파생되는 주변 근육과 관절의 통증, 기능회복에 보조적으로 활용하게 된다. 이 중에서 재활 초기 때 수술 부위에 직접 적용해야 하는 방법은 냉각 치료이다. 수술 후 부종과 통증의 조절에 냉각 치료 만큼 간단히 효과를 얻는 방법도 없다.

집에서 할 수 있는 냉각 치료 방법으로는 음식물 냉장 보관 시 사용하는 냉매가 든 비닐 팩 또는 의료용 냉각밴드로 수술 부위를 감싸서 한 번에 20분 정도 유지한 후 푸는 것이 좋다. 이 과정을 온종일, 자주 해주어도 괜찮다. 이 치료를 재활 운동 직후에 바로 적용하면 운동으로 생긴 통증을 빨리 완화해 줄 수도 있다.

지속적 관절 운동 기계

이 운동 기계는 2장과 3장에서 상세히 다루었기에 참고하면 된다.

꾸준한 관절 가동범위 운동

퇴원 후에도 앞장에서 소개한 관절 가동 운동들은 계속 유지해야 하며 운동 과정에서 관절 각도가 증가할수록 다음과 같은 동작으로 운동 강도를 점진적으로 올려야 한다.

계단을 이용한 관절 가동범위 운동

계단을 이용한 관절 굴곡 운동

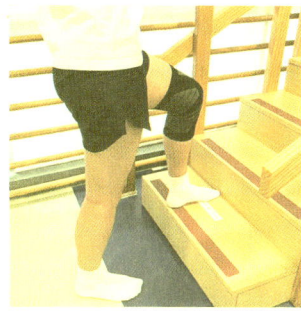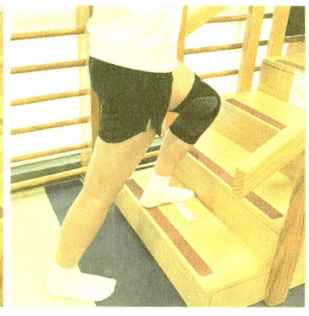

(1) 계단 앞에 서서 양손 또는 한 손으로 난간을 붙잡는다.
(2) 수술받은 쪽 다리를 한 계단 위로 올려 딛고 무릎을 살짝 구부러지게 한다.
(3) 몸 전체를 천천히 앞으로 이동시키면서 수술받은 쪽 무릎이 좀 더 구부러지게 한다. 통증이 없다면 가능한 최대 각도까지 구부려서 5초 정도 유지한다.
(4) 몸 전체를 다시 원래의 위치로 이동한다.
(5) 15~25회씩 하루에 3~5세트 실시한다.

※ 체중이 수술받은 쪽 다리에 너무 많이 실리지 않게 주의해야 하고 통증이 생기면 중단한다.
※ 이 동작은 운동을 위한 동작이므로 계단 보행할 때 이 동작을 하면 무리가 올 수 있다.
※ 앞의 동작을 잘 할 수 있게 된다면 다음의 동작도 도전해 보자.

계단을 이용한 허벅지 뒤 근육 스트레칭

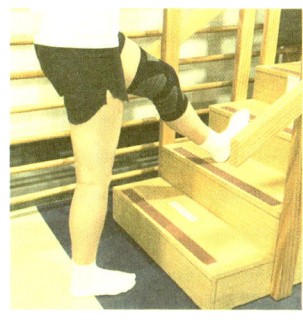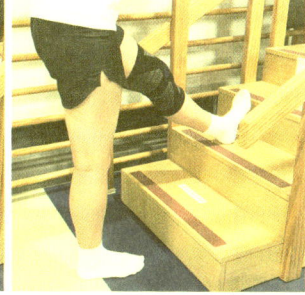

(1) 계단 앞에 서서 양손 또는 한 손으로 난간을 붙잡는다.
(2) 수술받은 쪽 다리를 두 계단 위로 올려 뒤꿈치를 계단 바닥에 딛고 무릎은 편안하게 힘을 뺀다.
(3) 상체를 앞으로 천천히 굽혀서 허벅지 뒤 근육, 즉 H-근육이 당겨지는 느낌이 들게 스트레칭하여 15~30초 유지했다가 다시 상체를 펴준다.
(4) 15~25회 반복하고 하루에 3세트 반복한다.
※ 무릎이나 허벅지 뒤 근육에 통증이 생기지 않는 범위 안에서 실시하도록 주의해야 한다.

폼롤러를 이용한 관절 가동범위 운동

- 폼롤러를 이용한 관절 가동 운동 -

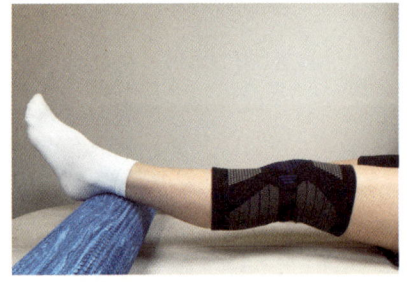 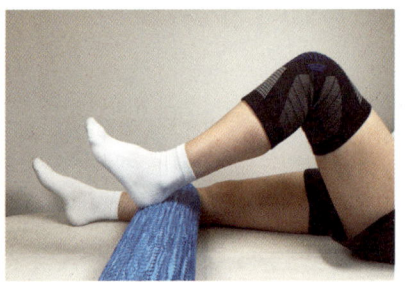

(1) 바닥이나 침대에 누워서 수술받은 쪽 다리의 발 뒤꿈치와 종아리 근육의 사이, 즉 아킬레스 힘줄 부위를 폼롤러 위에 둔다.
(2) 천천히 무릎을 굽혀서 폼롤러를 굴려 뒤꿈치에 오면 다시 무릎을 펴서 폼롤러가 원래 위치인 종아리 뒤에 오도록 한다.
(3) 무릎이 더 구부러지게 운동하고 싶을 때는 폼롤러를 종아리 근육 쪽으로 옮겨서 같은 동작을 하면 된다.
(4) 15~25회씩 하루에 3~5세트 반복한다.

• 폼롤러를 이용한 허벅지 뒤 근육 스트레칭 •

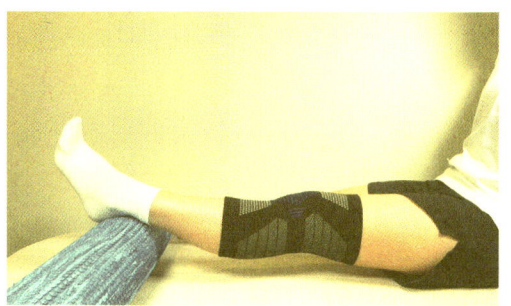

(1) 바닥이나 침대에 누워서 수술한 쪽 다리의 발목 뒤, 즉 아킬레스 힘줄 아래에 폼롤러를 둔다.
(2) 수술받은 쪽 무릎을 최대한 펴서 허벅지 뒤 근육이 당겨지는 느낌이 들면 이 자세를 최대한 오래 유지한다.
(3) 무릎의 앞이나 뒤에 통증이 느껴지면 중단한다.

서서 하는 다리 근력 운동

앞장에서는 눕거나 앉아서 하는 다리 근력 운동을 소개했다. 이제는 서거나 걷는 힘이 어느 정도 생겼고 본격적으로 근력을 늘려야 하는 시기이므로 강화된 근력강화 운동을 소개하려 한다.

다리 근력 운동법

• 수술받은 쪽 다리로만 서기 •

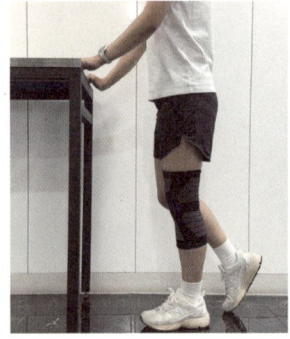
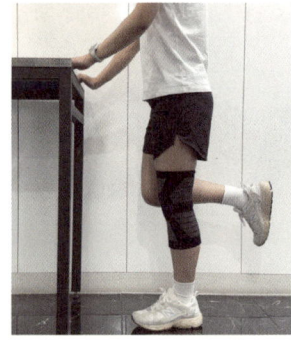

(1) 바닥에 잘 고정된 의자나 테이블을 양손으로 잡고 선다.
(2) 수술받은 쪽 다리로 천천히 체중을 이동하고 반대쪽 다리의 발을 바닥에서 살짝 들어올려 본다.
(3) 이 자세를 10~20초 정도 유지하였다가 다시 발을 바닥에 내려놓는다.
(4) 15~25회씩 하루에 3~5세트 반복한다.

• 수술받은 쪽 다리로만 서서 뒤꿈치 들기 •

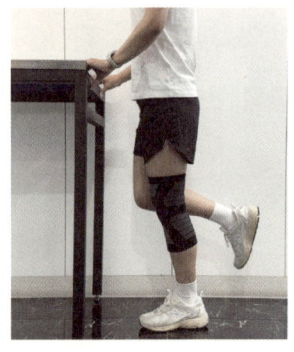
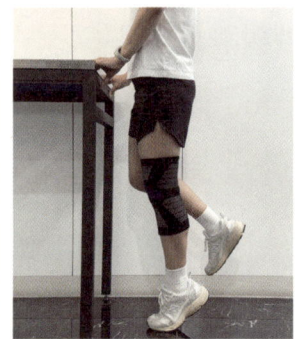

(1) 바닥에 잘 고정된 의자나 테이블을 양손으로 잡고 선다.
(2) 수술받은 쪽 다리로 천천히 체중을 이동하고 반대쪽 다리의 발을 바닥에서 살

짝 들어올린다.

(3) 수술받은 쪽 다리의 뒤꿈치를 들었다가 내린다.

(4) 10~15회씩 하루에 3~5세트 반복한다.

※ 이 동작은 조금 힘들 수 있기 때문에 뒤꿈치 들어올리는 동작이 안 된다면 다음 주에 시도해도 되니 무리는 하지 말자.

다리 꼬아서 힘 주기

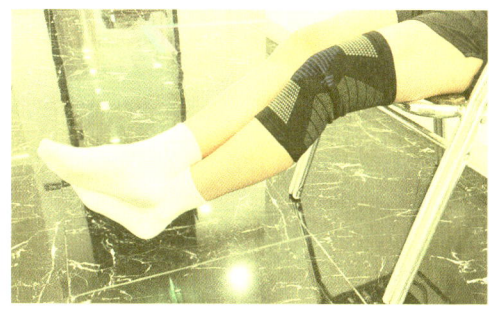

(1) 의자에 앉아서 수술받은 쪽 다리가 아래로 오도록 양다리를 교차시킨다.

(2) 아랫다리, 즉 수술받은 쪽 다리는 위로 올리고 위에 놓인 다리는 아래로 내리는 힘을 동시에 준다. 이때 교차한 두 다리는 위아래 어느 방향으로도 움직이지 않아야 한다.

(3) 10~20초 유지하였다가 힘을 풀어준다.

(4) 10~15회씩 하루에 3~5세트 실시한다.

근력 운동, 탄력 밴드 100% 활용하기

수술 후 환자들이 근력 운동을 할 때는 강한 힘을 가하여 큰 근육을 강화하는 것보다 작은 근육들의 활성화에 집중하는 과정이 먼저 필요하다. 이때 탄성이 좋은 고무밴드를 이용하는 이유는 관절의 부상 없이 안전하게 작은 근육과 큰 근육들을 골고루 자극하게 되어 근력 재활 운동에 적합하기 때문이다.

탄력 밴드는 색깔별로 탄성 강도가 다르므로 환자의 상태와 운동 종류에 따라서 적절하게 선택할 수 있다. 보통은 무릎 수술 후 재활을 위해서는 탄성이 낮은 노란색부터 시작하여 환자의 근력 회복 정도에 따라 빨강, 초록, 파랑까지의 강도로 이동해 가는 것이 적당하다.

탄력 밴드의 색깔별 강도(출처 : Theraband 사 기준)

탄력 밴드 색깔	100% 신장 시 강도
노랑	1.3kg (3lbs)
빨강	1.7kg (3.7lbs)
초록	2.1kg (4.6lbs)
파랑	2.6kg (5.8lbs)
검정	3.3kg (7.3lbs)
은색	4.6kg (10.2lbs)
금색	6.5kg (14.2lbs)

탄력 밴드를 사용한 근력 운동법

▪ 탄력 밴드를 사용한 발목 강화 운동 ▪

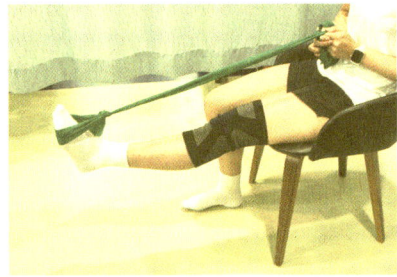 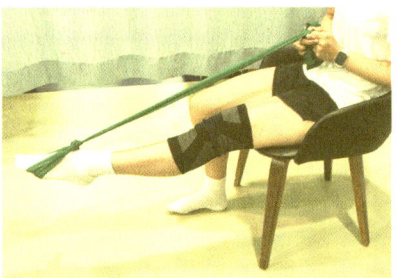

(1) 의자에 앉아서 사진에서 보이는 것처럼 탄력 밴드 고리를 발에 건다.
(2) 탄력 밴드를 손으로 잡아당기면서 발목을 바닥 쪽으로 구부렸다가 천천히 힘을 푸는 동작을 반복한다.
(3) 20~30회 반복한 뒤 10초 정도 쉬었다가 다시 같은 횟수를 반복한다.
(4) 3~5회씩 하루에 3~5세트 반복한다.

▪ 탄력 밴드를 사용한 신전 근력 운동 ▪

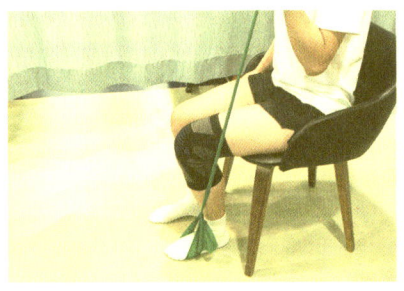 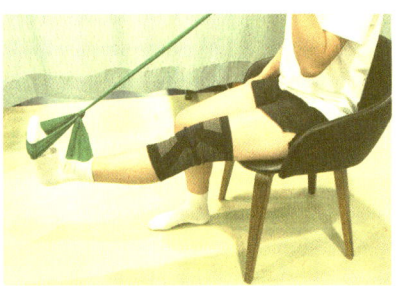

(1) 의자에 앉아서 사진에서 보이는 것처럼 탄력 밴드 고리를 발에 건다.
(2) 손으로 탄력 밴드를 잡아당기면서 수술받은 쪽 무릎을 천천히 폈

다가 구부리는 동작을 반복한다.

(3) 10~15회씩 3~5세트를 하루에 3~5회 실시한다.

※ 이 운동은 한 가지 방법으로 허벅지 앞 근육과 뒤 근육을 교대로 자극하는 효율적인 동작이다.

▪ 탄력 밴드를 사용한 고관절 신전 근력 운동 ▪

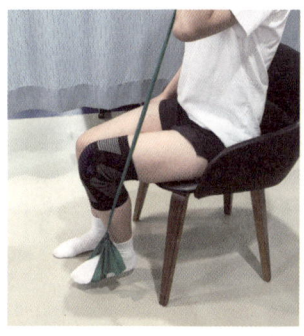 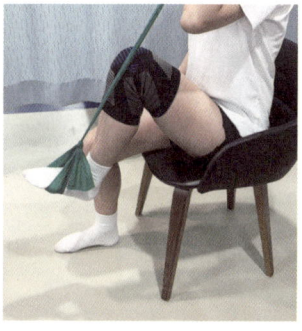

(1) 의자에 앉아서 사진에서 보이는 것처럼 탄력 밴드 고리를 발에 건다.

(2) 탄력 밴드를 손으로 잡아당기면서 수술받은 쪽 무릎은 구부린 채로 고관절을 움직여 다리를 들어올렸다가 다시 발이 바닥에 닿도록 내린다.

(3) 10~15회씩 3~5세트를 하루에 3~5회 실시한다.

▬ "이런 거 물어봐도 될까요?" ▬

재활 둘째 주에 대해

Q 수술한 지 2주가 지났는데 아직 입맛이 안 돌아와서 식사를 못 하고 기운이 없어서 운동을 조금만 해도 금방 지쳐서 못 하겠어요.

재활 2~3주 차는 수술로 떨어진 기력이 다시 회복되기 시작하는 시기입니다.

낮 동안의 신체 활동 시간이 다시 늘어나면서 장 운동과 소화 기능 등의 신진대사도 정상화되기 시작합니다. 그러면 입맛도 살아나게 될 것입니다.

변비가 있어도 식욕이 떨어질 수 있으므로 유산균 음료를 규칙적으로 마시고 섬유질이 풍부한 음식으로 식단을 구성하는 것도 도움이 됩니다.

Q 밤에 잠이 안 와요.

수면 장애의 원인이 통증인 경우에는 취침 전에 진통제를 주사로 맞거나 약으로 복용해 수면 시간이 방해되지 않도록 조치하는 것이 좋습니다. 통증은 참을만한데도 잠을 못 이룬다면 낮잠 시간이 지나치게 많지 않은지 점검해 보고 낮잠 시간을 줄이는 것도 필요합니다.

연속적으로 며칠 동안 수면 장애가 있을 때는 하루 이틀 정도는 수면 유도제를 취침 전에 복용하여 수면 주기를 정상화시키는 것이 좋겠습니다. 단, 수면 유도제는 반드시 의사 또는 약사와 상담 후 복용해야 합니다.

Q 압박스타킹은 언제까지 신어야 할까요?

압박스타킹은 혈전 형성과 부종의 억제뿐만 아니라 근육 수축을 보조하는 기능도 하기 때문에 4~6주까지는 사용하길 추천합니다.

Q 보행 훈련 중 갑자기 수술받은 쪽 무릎이 구부러져서 놀란 적이 있는데 인공관절에 문제가 생긴 걸까요?

질문하신 문제의 첫 번째로 의심되는 원인은 아직 허벅지 앞 근육, 즉 대퇴사두근의 근력이 부족하기 때문에 나타난 반응일 수 있습니다. 두 번째 원인은 무릎 주위의 압력과 동작을 감지하는 신경, 즉 고유수용성 감각신경이 회복되지 않았기 때문일 수 있습니다.

인공관절 수술 시 중요한 감각신경과 운동신경은 거의 다 보존되지만 무릎뼈가 제거되는 과정에서 아주 작은 미세 신경들은 불가피하게 손상 또는 제거될 수 있는데 이들은 주로 관절의 정교한 움직임과 안정성을 유지하는 신경들이고 고유수용성 감각신경계라고 부르는 신경계통의 끝부분들입니다. 고유수용성 감각신경계는 수술 후 4주 정도 지나면 넘어지지 않을 정도로 회복되지만 빠르고 민첩한 동작을 안정적으로 수행할 수 있을 정도로 완전히 회복하는 데는 1년 정도 걸릴 수 있습니다.

재활 셋째~넷째 주 : "괜한 걱정이었네!"

통원 재활 운동 프로그램

재활 3주 차부터는 인공관절을 삽입한 무릎이 훨씬 더 자유로워져 정상에 가까워진 움직임도 가능할 것이다. 물론 통증도 아예 없지는 않겠지만 전보다는 많이 감소했을 것이다.

재활병원에서도 퇴원하여 집에서 개인적으로 그동안 학습했던 재활 운동들을 해도 되니 이 시기에는 가까운 재활 병·의원으로 통원 치료를 해도 된다. 통원 재활은 일주일에 1~3회 정도를 추천한다.

가정에서 홀로 하는 재활 운동에 비해 통원 재활의 장점은 담당 의사와 치료사가 환자의 상태를 모니터링하면서 재활 프로그램의 수준을 높여갈 수 있다는 점이다. 또한 스스로 재활 운동을 할 때는 쉽게 말해서 게을러지기 쉬운데 통원하면 적어도 병원에 온 시간만큼은 운동을 할 수밖에 없기 때문이다.

통원하면서 받게 되는 재활 프로그램들은 다음과 같다.

고정식 자전거 운동

관절 운동하기 전 준비운동으로 10~15분 정도 실시하는 것이 적당하다. 페달을 완전히 한바퀴 회전시킬 수 있도록 훈련한다.

관절 운동

통증이 없는 범위 안에서 실시하는 것이 원칙이다. 통증이 생기면 멈추고 원인을 찾아야 한다.

연부조직 마사지

수술한 무릎의 기능회복에 중요한 과정인데 간과되기 쉽다. 수술받은 관절 주변의 연부조직은 아직 유착과 경직이 되기 쉬운 상태이므로 연부조직의 마사지로 재활 운동을 마무리하는 것이 좋다.

보행훈련 및 고유수용성 감각 재활

통원치료 시 교육을 받고 집에서 반복 훈련을 해야 한다.

병원에 가지 않는 나머지 시간이 더 중요하다

사실 병·의원에서 치료받는 시간은 한 주에 3~6시간 정도에 불과하기 때문에 나머지 시간을 활용하여 생활 속 재활을 수행한다면 재활의 최종 목표인 '일상생활 동작의 정상적 수행'을 달성하는 데까지의 시간을 조금이라도 앞당길 수 있다.

균형 훈련으로 워커 보행을 지팡이 보행으로 바꿔보자

넘어지지 않을 정도의 균형 유지 능력이 회복되어야 지팡이 보행을 안정적으로 시작할 수 있다. 균형잡기는 신체의 여러 부분들, 예를 들어 뇌, 척추, 눈, 귀 그리고 몸 전체의 미세 근육들과 인대들이 조화롭게 각자의 역할을 함으로써 발휘되는 종합적 능력이다. 이 능력의 핵심이 되는 신경 체계를 고유수용성 감각신경[12]이라고 부른다.

인공관절 수술은 관절, 즉 뼈, 인대, 연부조직 등을 포함하는 신체의 일부분이 사라지고 새로운 외부의 물질로 바뀌는 결과이기 때문에 고유수용성 감각신경계도 컴퓨터 프로그램의 일부분을 새로 깔듯이 수술받은 쪽의 무릎 관절에도 새롭게 '프로그램 설치'를 하는 과정이 필요한데 그것이 바로 균형잡기 재활 훈련을 하는 이유이다.

다음은 혼자서 하는 균형잡기 운동 동작들이다. 각 동작을 15~30초, 20번 정도 반복해 준다. 균형잡기 능력이 향상되면 1~2분 정도로 시간을 늘려본다.

---

[12] 고유수용성 감각신경(Proprioceptive System) : 몸의 각 부분의 위치, 동작, 저항, 중량을 감지하는 관절, 근육, 힘줄의 움직임에 대한 감각. 피부보다 아래에서 느껴지는 감각이라 하여 심부감각이라고 부른다. 이 감각은 수용체라는 독특한 구조의 신경 기관에 의해 감지되는데 루피니소체, 파시니안소체, 골지건기관, 자유 신경 말단과 같은 수용체들이 무릎 관절에 존재.

균형잡기 운동법

• 다리 모으고 서서 균형잡기 •

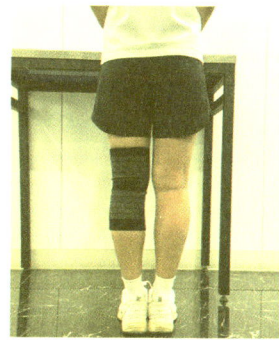
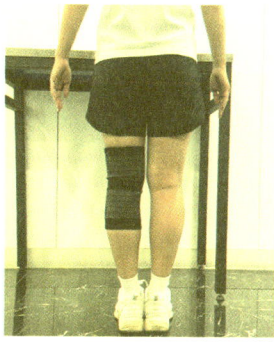

(1) 바닥에 고정된 의자, 테이블 등의 지지대를 손으로 잡고 양발을 모으고 선다.
(2) 잡았던 손을 놓는다.
(3) 15~30초씩, 20회 반복한다.

• 수술한 다리로 서서 균형잡기 •

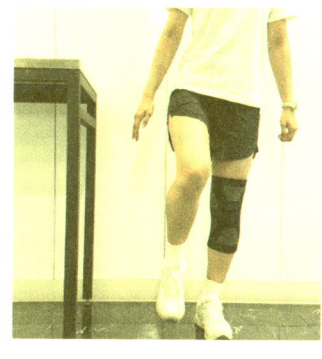

(1) 바닥에 고정된 의자, 책상, 또는 테이블 등의 지지대가 수술받지 않은 쪽 다리 옆에 위치하도록 옆으로 선다.
(2) 한 손으로 지지대를 잡거나 손을 조금만 뗀다.
(3) 천천히 수술받은 쪽 다리에 체중을 이동하여 완전히 체중이 실리도록 하면서

동시에 수술받지 않은 쪽 다리를 바닥에서 살짝 들어올려 앞뒤로 천천히 흔들어준다.

(4) 15~30초씩, 20번 반복한다.

관절 가동범위 운동

재활 3주 차, 즉 수술 후 3~4주가 되면 관절의 굴곡 각도가 120~130도 이상 가능해진다[13]. 그 이후 목표로 잡아야 할 최종 각도는 개인마다 조금 차이가 날 수 있다.

일반적으로 한국식 주거 문화에서는 최대 약 160도 정도까지의 굴곡 각도가 필요하다. 계단을 오르거나 의자에 앉으려면 90~120도, 목욕탕 욕조에 들어가기 위해서는 135도, 무릎을 꿇거나 책상다리 자세는 150~165도가 되어야 가능하기 때문이다. 실제 인공관절 수술 후 최대 굴곡 각도는 150도 정도로 본다. 그러므로 주거환경이나 라이프 스타일 등을 고려하여 관절 운동의 목표와 강도 등이 설정되어야 할 것이다. 물론 모든 경우에 최대 굴곡 각도를 획득하는 것이 최선임은 두말할 필요가 없다.

다음은 스스로 하는 관절 가동범위 회복에 필요한 운동 동작들이다.

---

[13] 인공관절 수술 후 외국의 경우 보행 기능의 회복에, 한국은 관절 굴곡 각도 회복에 더 중점을 두는 경향 차이가 있다. 아마도 좌식 문화 때문이라고 생각된다. 그래서 1~2주 안에 각도가 120도 이상 되는 분들이 많고 이런 분들은 스스로 관절 운동을 매우 열심히 하는데 보행 기능은 여전히 부족한 경우를 종종 본다. 관절 운동과 근력 운동을 골고루 해야 하는 이유이다.

실내자전거 운동

실내자전거 운동의 장점은 세 가지 정도를 꼽을 수 있다. 첫째, 관절에 무리를 덜 주면서 운동할 수 있다. 둘째, 무릎의 빠른 동작 훈련에 좋다. 셋째, 전신 근지구력과 심폐지구력 향상에 좋다.

이러한 장점들은 꼭 인공관절 수술을 한 환자를 위한 것만은 아니다. 기본적인 체력 관리와 노년의 낙상 방지를 위해서도 자전거 운동은 매우 유용하고 건강 유지와 질병 예방에 효과적인 것은 널리 알려진 사실이다.

그러나 자전거에 대한 한 가지 오해 때문에 무릎 관절염을 앓거나 인공관절 수술한 환자에게 자전거 운동을 권하면 믿을 수 없다는 표정을 짓는 경우가 많다. 평소 자전거 운동이 관절에 좋지 않다고 생각해 왔다는 것이다. 그러나 결코 그렇지 않다.

실내자전거를 타면 무릎 관절에 가해지는 부담이 체중의 1~1.5배 정도에 불과하여 걷기인 2.5~2.8배보다 오히려 적다. 그러므로 단순히 무릎이 아픈 경우뿐만 아니라 인공관절 수술 후 재활을 위해서도 자전거를 활용하는 것이 도움이 된다.

안전하게 실내자전거를 타기 위해 먼저 점검할 것들이 있다. 첫째는 페달에 발을 고정하는 스트랩이 있는 자전거가 좋다. 둘째는 안장의 높이, 의자형 자전거라면 등받이와 페달 사이의 거리를 개인에 맞춰야 한다. 편안하게 안장에 앉아서 페달이 최하단에 위치할 때 무릎의 각도가 25~35도가 되는 것이 일반적으로 가장 안전하고 편안한 상태이므로 그 각도에 맞춰 안장의 위치를 조절하면 된다. 이제 두 가지 점검 사항을 모두 마쳤으면 자전거에 올라 열심히 페달을 밟으면 될까?

절대 그렇지 않다. 당신은 여전히 무릎의 인공관절 치환술이라는 큰 수술을 받은 지 겨우 3주밖에 안 된 상태임을 잊어서는 안 된다. 수술 후 재활 시 자전거 운동법은 페달을 앞뒤로 천천히 왕복시키는 것부터 시작해야 한다.

무릎의 최대 높이는 관절을 구부릴 수 있는 최대 각도까지가 되어야 한다. 이때 허벅지 앞 근육에 당기는 느낌이 살짝 드는 정도가 적당하고 통증이 느껴지면 안장을 더 높여서 굴곡이 덜 가도록 조정해야 한다. 이런 동작을 3~5분 정도 실시하여 관절과 주변 근육이 활성화되면 그때부터는 페달을 완전하게 회전시켜도 된다.

그러기 위해서는 수술받은 무릎의 각도가 최소 100~110도는 나와야 한다. 아직 이 정도의 각도가 되지 않는다면 페달을 앞뒤로 흔드는 동작만 10분씩 하루 3회 매일 실시하는 것만으로도 충분하다. 단, 앞뒤로 페달을 흔드는 단순 동작도 천천히 해야 무릎에 무리가 가해지지 않는다. 천천히 무릎의 움직임을 느끼면서 동작을 하면 고유수용성 감각의 회복에도 도움이 된다.

페달 흔들기를 2~3일 한 뒤 다시 페달 돌리기에 도전해 보면 그때는 가능하다는 생각이 들 것이다. 만약 여전히 되지 않는다면 아쉽지만 또 며칠 동안 페달 흔들기만 해야 한다. 절대 조급해 하지 말아야 한다.

• 고정식 실내자전거에서 페달 흔드는 방법

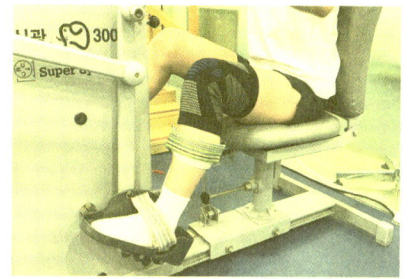 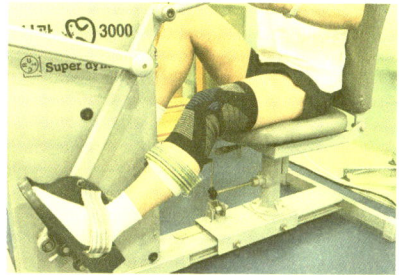

※ 요통이 있는 경우 등받이가 있는 자전거를 사용하는 것이 좋다.

메디슨 볼 운동법

메디슨 볼 운동은 탄성 공을 이용하여 관절 가동범위와 민첩성을 향상시킬 수 있는 운동이다. 이 운동은 작은 근육들과 큰 근육들을 동시에 훈련할 수 있고 여러 방향으로 움직이면서 관절에 부담도 최소한으로 주기 때문에 섬세한 동작의 회복을 위해서 중요한 운동 방법이다.

• 앉아서 메디슨 볼 앞뒤로 굴리기

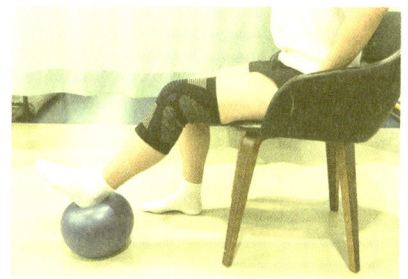 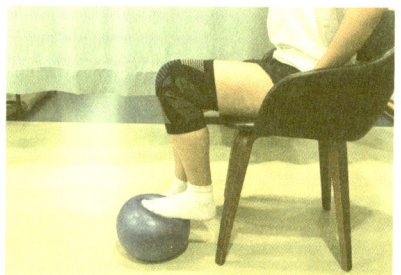

(1) 의자에 앉아서 수술받은 쪽 다리의 발로 공을 살짝 밟는다.
(2) 공을 앞뒤 방향으로 천천히 왕복하면서 굴린다.
(3) 몇 번 왕복한 다음에 무릎이 최대한 구부러지는 위치에서 30초~1분 정도 멈추어 준다.
(4) 3~5분씩, 하루에 수시로 한다.

- **앉아서 메디슨 볼 둥글게 굴리기**

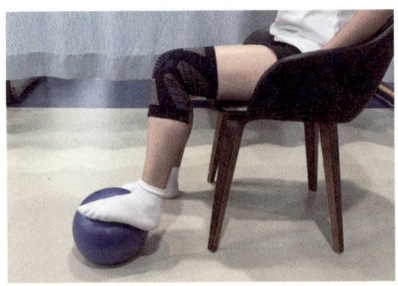
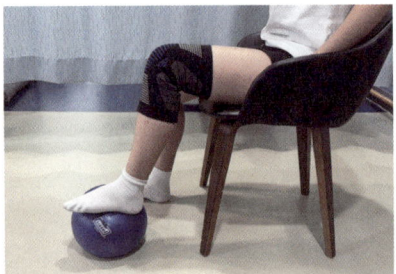
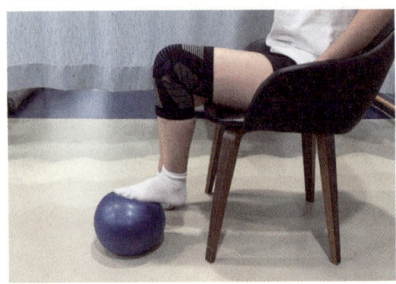

(1) 의자에 앉아서 수술받은 쪽 다리의 발로 공을 살짝 밟는다.
(2) 원을 그리듯이 공을 시계 방향으로 돌린다.
(3) 반시계 방향으로 돌린 뒤 시계 방향으로 돌리는 과정을 반복한다.
(4) 3~5분씩, 하루에 수시로 한다.

• 앉아서 메디슨 볼 밟기 •

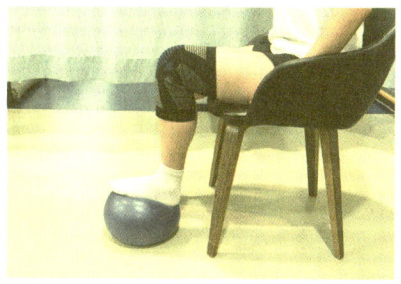

(1) 의자에 앉아서 수술받은 쪽 다리의 발로 공을 지그시 밟아 눌러준다.
(2) 그 자세를 10초 동안 유지하였다가 힘을 풀어준다.
(3) 10~15회 반복한다.

• 앉아서 메디슨 볼 두 무릎 사이에 끼우고 누르기 •

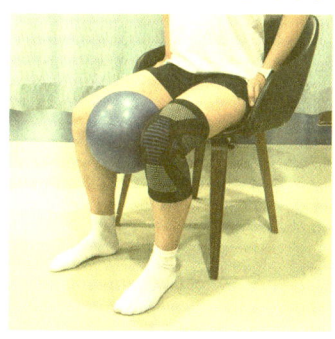
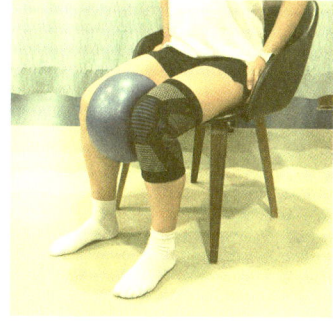

(1) 의자에 앉아서 양다리의 허벅지 사이에 공을 끼우고 다리를 오므려서 공을 누른다.
(2) 5~10초 동안 유지한 뒤 힘을 풀어준다.
(3) 10~15회 반복한다.
※ 이 운동은 특히 허벅지 안쪽 근육의 강화에 효과적이다.

■ 앉아서 메디슨 볼 양발로 잡고 올리기 ■

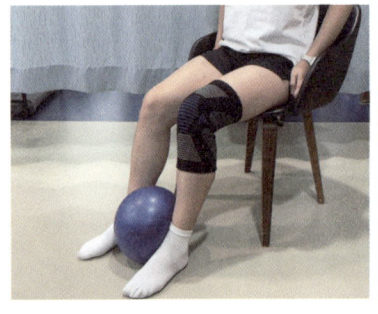 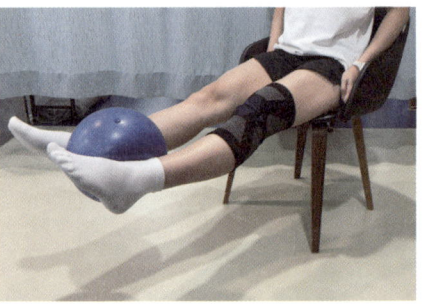

(1) 의자에 앉아서 수술받은 양다리의 발로 공을 붙잡는다.
(2) 양 무릎을 천천히 폈다가 다시 굽히는 동작을 반복한다.
(3) 15~25회 반복한다.
※ 이 운동은 허벅지 앞쪽 근육의 강화와 협응 능력14) 향상에 효과적이다.

■ 서서 메디슨 볼 둥글게 굴리기 ■

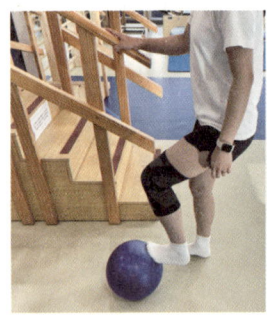 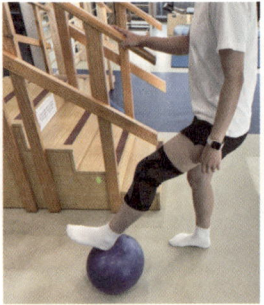 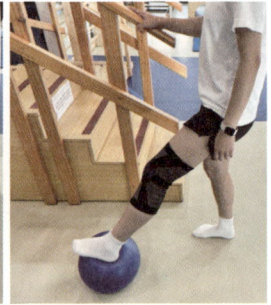

(1) 바닥에 고정된 의자 또는 책상 등의 지지대를 붙잡고 선다.
(2) 수술한 쪽 다리의 발바닥으로 바닥에 놓인 공을 원을 그리듯이 돌려준다.
(3) 시계 방향 또는 시계 반대 방향으로 회전 방향을 바꿔가며 돌려준다.
(4) 15~25회 반복한다.

14) 협응 능력(Coordination) : 부드럽고 정확하게 제어된 운동을 가능하게 하는 능력.

서서 메디슨 볼 앞뒤로 굴리기

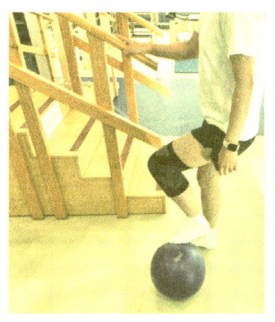 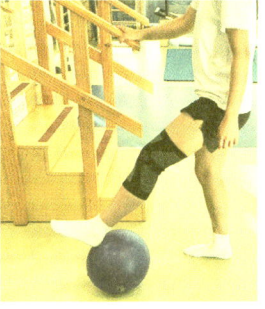 

(1) 바닥에 고정된 의자 또는 책상 등의 지지대를 붙잡고 선다.
(2) 수술받지 않은 쪽 다리가 지지대를 향하도록 옆으로 서서 수술받은 쪽 다리의 발로 공을 몸에서 먼 쪽으로 천천히 굴렸다가 다시 원위치로 돌아오게 한다.
(3) 같은 동작을 앞으로 그리고 뒤로 굴린다.
(4) 각 15~25회 반복한다.
※ 이 운동은 수술받은 쪽 다리의 협응 능력과 민첩성을 회복시키는 데 효과적이다.

타월을 이용한 관절 운동법

타월 이용한 무릎 꺾기

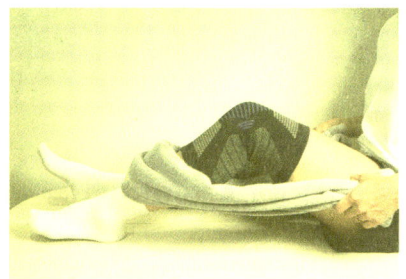 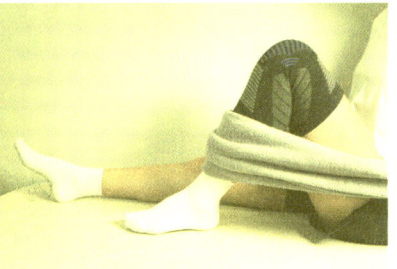

(1) 침대 또는 바닥에 누워서 수술받은 쪽 무릎을 편안하게 구부린다.
(2) 타월을 다리 길이에 맞게 잡고 정강이에 건다.

(3) 타월을 양손으로 천천히 잡아당긴다. 이때 발뒤꿈치는 엉덩이를 향해 최대한 가까이 가도록 한다.

(4) 관절이 더 이상 구부러지지 않는다면 5~10초 정도 멈췄다가 천천히 무릎을 펴준다.

(5) 15~25회 반복한다.

탄력 밴드를 이용한 관절 운동법

- 탄력 밴드를 이용한 무릎 굴곡근 강화 운동 -

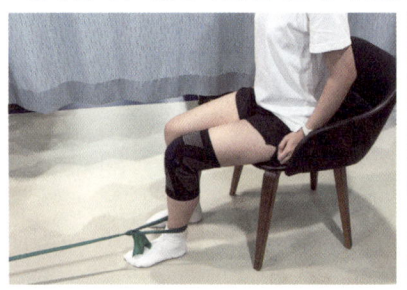 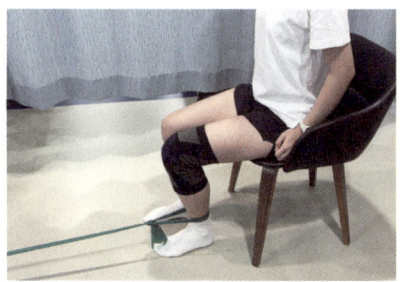

(1) 침대나 책상 다리에 탄력 밴드의 한쪽 끝을 묶고 다른 쪽 끝은 수술받은 쪽 다리의 발목에 건다.

(2) 의자에 앉아서 무릎을 구부려 탄력 밴드가 팽팽해지도록 당긴다.

(3) 이 자세를 5~10초 동안 유지하다가 힘을 풀어 다리를 펴준다.

(4) 15~25회씩 하루에 3세트 반복한다.

※ 처음에는 천천히 하다가 익숙해지면 조금 빠르게 해도 좋다. 이 운동은 추후 운전을 할 때 도움이 되는 운동이다.

지팡이를 언제까지 어떻게 쓸까?

재활 3주가 지나면 자기도 모르게 워커나 지팡이 없이 무심코 몇 발자국 걸을 수 있음을 알고 깜짝 놀랄 수 있다. 이는 그동안 재활 훈련을 열심히 한 결과이자 이제는 지팡이나 워커 없이 걷는 훈련을 본격적으로 시작해야 할 시점이 되었다는 신호이기도 하다.

지팡이나 워커 없이 걷는 독립 보행을 위해서 반드시 확보되어야 하는 능력은 수술받은 쪽 다리에 체중을 완전하게 이동하는 것이다. 즉, 수술받은 쪽 다리로만 1~2초 정도 서 있을 수 있어야 한다는 의미이다.

관절 가동범위, 근력, 균형잡기 등의 모든 기능을 훈련하는 이유는 결국 바르게 걷기 위한 과정이다. 앞에서 설명한 한 발로 몸을 지탱하는 훈련들을 잘 수행할 수만 있다면 지금부터는 독립 보행 훈련을 시작할 때가 된 것이다.

그렇지만 완전히 안정적인 독립 보행을 할 때까지는 앞으로 최소 2~3주 이상 지팡이를 사용하는 것이 안전하다. 효과적이고 올바른 보행 훈련을 위해서는 지팡이 길이가 환자에게 맞아야 한다. 종종 너무 짧거나 긴 지팡이 때문에 보행 시 한쪽으로 몸이 심하게 기울어지는 경우를 본다. 그렇게 되면 결국 나쁜 자세가 될 뿐만 아니라 수술받은 쪽 다리에 무리가 갈 수도 있고 잘못된 균형 감각을 갖게 되어 낙상의 위험이 계속 존재할 수도 있다.

적절한 지팡이 길이는 일어서서 지팡이를 다리 옆에 수직으로 세웠을 때 손잡이가 고관절 높이에 위치해야 한다. 지팡이 길이 조절은 누구나 할 수 있으므로 병원 의료진뿐만 아니라 가족 중 누구라도 맞지 않는 길이를 발견하면 즉시 조정해 주길 바란다.

지팡이는 수술받지 않은 쪽의 다리 옆에 두고 짚는 것이 맞다. 이는 보행 중 수술받은 쪽 무릎에 과도한 체중 이동이 되는 것을 방지하기 위해서이다. 수술받은 쪽 다리와 지팡이는 동시에 같은 방향으로 움직이는 것이 원칙이다.

재활 훈련 3주 차 동안에는 실내에서 지팡이 보행을 충분히 연습하고 외출할 때는 워커를 사용하는 것이 좋다. 아무래도 집 밖의 바닥 상태는 집 안만큼 고르지 않기 때문에 아직은 균형잡기 반응이 덜 회복된 상태에서는 넘어질 위험이 크다. 그래서 적어도 4주 말까지는 외출할 때 워커를 사용할 것을 권한다.

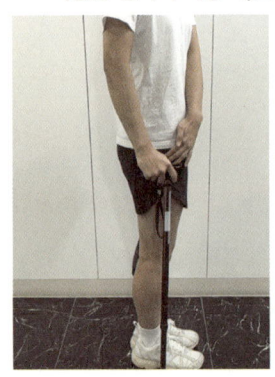 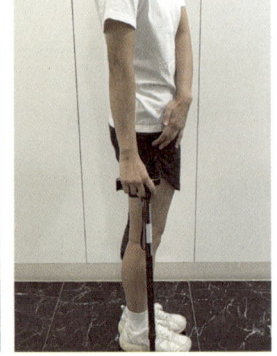

▪ 적절한 길이의 지팡이(왼쪽)와 짧은 지팡이(오른쪽) ▪

연부조직과 수술 부위 관리

인공관절 수술 시 절개한 피부 부위는 재활 3주 말쯤이면 완전히 딱지가 떨어지고 표피의 벌어짐도 없이 완벽하게 회복되어 있을 것이다. 이제부터는 허벅지 앞 근육, 즉 Q-근육과 관절 주변의 연부조직들의 유연성을 향상시키는 조치를 적극적으로 할 수 있게 된 것이다.

그런 목적으로 가장 좋은 운동 방법은 '연부조직 풀어주기(Soft Tissue Mobilization Technique)'이다. 수술 시 생긴 피부, 근육, 지방 조직의 절개 부위는 회복 과정에서 불가피하게 흉터와 유착이 생기게 되고 이들은 단단하고 팽팽한 조직이 되어 관절의 움직임을 방해하게 된다. 그래서 기능적 재활 못지않게 이런 연부조직들의 유연함을 회복하는 일도 중요하다.

허벅지 앞 근육 풀어주기

· 엄지손가락으로 근육 풀기 ·

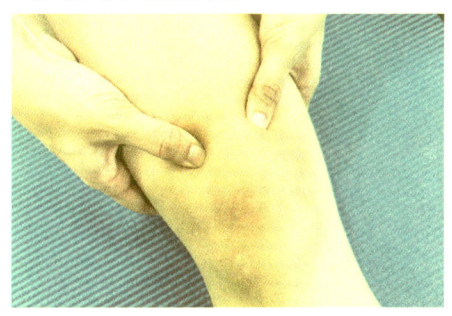

(1) 무릎을 살짝 굽힌 채 무릎뼈 바로 윗부분을 양측 엄지손가락으로 만져보면 두툼한 근육이 느껴지는데 이 부분이 허벅지 앞 근육의 아랫부분이다.
(2) 그곳을 양쪽 엄지손가락으로 지그시 누르면서 부드러워질 때까지 몇 분간 위아래로 문질러 준다.
(3) 매일 자주 마사지해 주면 좋다.

측부인대 풀어주기

■ 양쪽 엄지손가락을 이용한 측부인대 풀어주기 ■

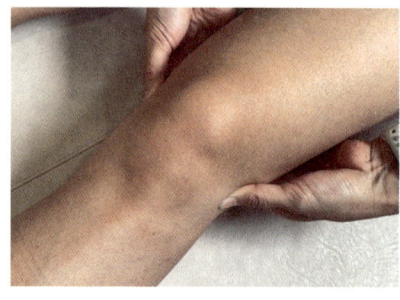

(1) 무릎을 살짝 굽혀서 양쪽 엄지손가락으로 무릎의 안쪽과 바깥쪽을 만져보면 관절선을 위아래로 가로지르는 단단한 띠가 미세하게 만져진다. 그곳이 안쪽과 바깥쪽 측부인대이다.

(2) 그곳을 엄지손가락으로 위 → 아래 방향으로 3~5분가량 문질러 준다.

슬개골 풀어주기

■ 손가락을 이용한 슬개골 움직이기 ■

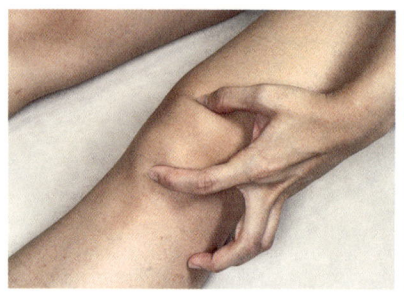 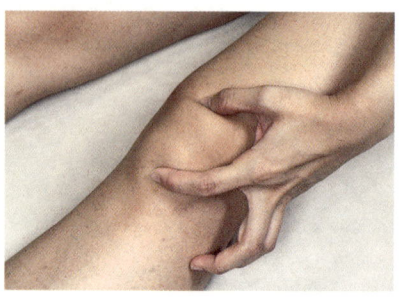

(1) 무릎을 편안하게 펴고 앉아서 슬개골을 엄지와 검지로 붙잡는다.

(2) 슬개골을 위, 아래, 좌, 우의 각 방향으로 천천히 움직여 준다.

(3) 한쪽으로 최대한 무릎뼈를 이동시키고 30초쯤 멈췄다가 다시 원위치시키는 식으로 방향마다 1~2분씩 마사지해 준다.

조심 또 조심

재활 3주 차는 매우 중요하고 눈에 띄게 많은 부분에서 회복이 일어나는 시기이다. 그뿐만 아니라 이 시기는 환자의 자신감도 크게 향상되어 이것저것 예전에 해오던 방식대로 도전해 보고 싶은 의욕이 생기는 때이기도 하다.

반면에 같은 이유로 낙상, 즉 넘어짐의 위험성도 증가하는 시기이다. 실제로 필자의 병원에서도 퇴원을 앞두고 보행 기능이 회복되어 가던 환자가 잠깐 방심하여 넘어지는 경우가 있었다.

많은 노력을 기울여 재활이 잘 되어 가고 있더라도 이제 겨우 걸음마를 떼었을 뿐이라는 사실을 항상 명심하자.

"이런 거 물어봐도 될까요?"

재활 셋째~넷째 주에 대해

Q 재활 운동을 하고 나면 무릎이 아픈데 운동이 과한 것일까요?

운동 후 통증은 운동 직후, 당일 밤, 다음 날 아침 이렇게 세 번의 시점에서 평가합니다.

보통은 운동 후에 참을 만한 통증이 생기므로 걱정할 필요는 없습니다. 운동 직후에만 나타나는 통증은 휴식과 얼음 마사지로 충분히 완화될 수 있고, 당일 밤까지 지속되는 통증은 진통제를 사용하여 조절을 시도해 볼 수 있습니다. 그러나 다음 날 아침까지도 심하게 아프다면 운동의 강도와 시간이 과했던 것일 수 있으므로 다음 날 운동은 쉬든지, 줄이든지, 쉬운 동작만 가볍게 해보는 것으로 조절이 필요합니다. 이렇게 운동량을 조절해도 심한 통증이 며칠간 계속된다면 병원에 문의해야 합니다.

Q 균형잡기 훈련을 해봐도 아직은 불안해요. 언제쯤 잘 걸을 수 있을까요?

고유수용성 감각 기능이 완전히 회복되기까지는 1년 이상의 시간을 두고 지켜봐야 합니다. 그때까지는 통원 재활 치료와 생활 속 훈련을 지속해야 합니다. 또한 완전히 회복될 때까지는 지팡이 또는 우산, 등산용 스틱 등의 대용품을 지참하길 추천합니다.

Q 걷기 운동을 하다 보면 무릎에서 소리가 나요. 뭐가 잘못되었나요?

일반적으로 인공관절 수술을 하게 되면 슬개골 뒷면의 플라스틱 부속과 대퇴골 부위 금속 삽입물 사이에서 소리가 날 수 있습니다. 이는 아직 근육과 힘줄의 강도와 탄성이 정상화되지 않았기 때문에 생기는 현상이며 통증 없이 나는 소리라면 그다지 크게 걱정할 문제는 아닙니다. 그러나 근력과 기능이 회복되어도 이런 현상이 계속 반복된다면 병원에 문의해 볼 것을 권합니다.

Q 냉찜질은 언제까지 해야 할까요?

부종과 통증, 열감 등의 증상이 나타나는 동안에는 냉찜질을 계속하는 것이 좋습니다. 운동선수들이 매번 경기 직후 얼음팩을 관절에 대고 열을 식히는 것처럼 재활 훈련이 끝난 이후에도 외출이나 운동 후에는 관절 주변의 열을 냉찜질을 통해 식혀주는 것이 관절과 근육의 관리에 좋습니다.

Q 언제부터 온찜질이 가능하죠?

핫팩 등의 뜨거운 찜질팩을 무릎에 직접 대고 사용하는 것은 수술 후 피부 봉합 부위가 완전하게 치유된 이후인 수술 후 3~4주부터 가능합니다. 그러나 부종, 통증, 붉은 피부색, 열감 등의 염증 소견이 남아 있다면 아직은 온찜질을 해서는 안 됩니다. 온찜질은 주로 운동하기 전에 하는 것이 좋고, 한 번 할 때 20분을 넘지 않는 것이 좋습니다.

수중 재활 : "물속에서 재활을 할 수 있다고요?"

진료실에서는 여러 가지 다양하고도 많은 질문을 받는데 특히 인공관절 수술을 받은 환자를 포함해 많은 무릎 관절 환자들이 '무릎에 무리가 안 가는 운동'을 문의한다. 재활의학과 의사로서 무릎에 좋은 운동을 말하자면 체중 부하가 적은 운동을 추천한다.

무릎에 무리가 가는 운동과 그렇지 않은 운동을 구분할 때는 그 운동으로 인해 무릎에 체중의 몇 배의 하중이 가해지는지를 먼저 따지는데 보통은 사람이 걸을 때 무릎에는 체중의 2.5~3배 정도의 하중이 가해진다. 실내자전거는 1.0~1.5배 그리고 물속 걷기는 대략 체중의 0.3~0.5배에 불과하다. 이런 이유로 필자는 무릎에 좋은 운동 두 가지로 실내자전거 그리고 물속 걷기 운동을 추천한다. 또한 최신 연구에 따르면 수중 재활 운동은 수술 후 통증 감소, 관절 기능 회복에 효과적이라는 점을 명확히 알 수 있다.

특히 인공관절 수술 후 환자들은 안전한 환경에서의 운동이 중요하다. 그런 면에서 수중 재활 운동은 장점이 많은 프로그램이고 유일한 단점은 수영장에 가야 한다는 점뿐이다.

수영장에 가도 되나요?

이 질문에 대한 나의 답변은 간단하다. 갈 수 있다면 가야 한다. 그렇다면 언제 가면 될까? 수중 운동 시기는 주치의에게 물어봐야 한다. 수술을 해준 주치의는 피부 봉합 부위를 살펴보고 난 뒤 수술 부위가 완전하게 회복되었으면 물에 들어가도 된다고 말해줄 것이다. 이 시점은 대강 수술 후 4~6주 이후부터이다.

이때부터 수중 재활을 시작하게 되면 재활의 속도를 높일 수 있어 적극적으로 추천한다. 그러나 환자의 신체 상태에 따라 6주 이후로 미뤄야 할 수도 있으므로 반드시 주치의와 먼저 상의한 뒤에 결정하길 바란다.

뜨거운 물? 찬물? 욕조는 안 되나요?

평균적인 수영장의 물 온도는 26°~29°C이다. 이 온도는 처음에는 약간 차갑게 느껴지지만 운동을 하면 따뜻해지는 온도이다. 그래서 보행 운동과 지구력 운동은 일반적인 수영장 레인에서 하면 되고 관절 가동 운동은 이보다 좀 더 따뜻한 온도인 30°~40°C에서 하는 것이 좋다. 집 안의 욕조에서는 따뜻한 물을 받아서 관절 가동범위 운동을 할 수 있다.

수영을 해도 될까?

수술 전에 수영 실력이 중급 이상이었다면 수영은 전신 컨디션을 회복시키는 데 매우 좋은 방법이다. 그러나 수영 초보이거나 오랫동안 하지 않았다면 바로 수영을 시작하는 일은 위험하다. 아직 수술한 쪽 다리가 내 맘대로 움직여지지 않기 때문에 물속에서 다리 경련 등이 생겼을 때 긴급히 물 밖으로 나오는 일이 어려워질 수 있다.

그러므로 수영 실력과 상관없이 수술한 쪽 다리가 수영 동작이 가능해지고 자신감이 생길 때까지는 수영장 가장자리 또는 킥보드에 의지해서 천천히 다리를 움직이는 정도로만 수영을 하길 권한다. 처음에는 3~5분 정도만 해도 숨이 찰 수 있다. 그러다 점차 시간을 늘려가다 보면 며칠 지나지 않아서 20~30분 정도까지 가능해질 것이다.

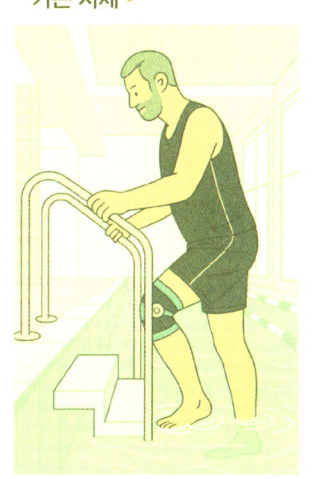
▪ 계단을 이용해 얕은 물에 들어가는 자세 ▪

물에 들어갈 때와 나올 때는 조심스럽게

수영장에 들어갈 때는 사다리를 사용하게 되는데 그때 무릎의 구부러지는 각도가 115~120도 이상 나와야 하므로 본인의 무릎 각도를 평소에 잘 측정해서 기억해 두길 권한다. 만약 이 각도가 나오지 않는다면 수영장에 들어갈 때 사다리를 타서 깊은 물에는 들어가지 않는 것이 좋다. 대신 얕은 욕조 형태의 수영장이나 어린이 풀을 이용하길 권한다.

물속 관절 운동, 얼마나 해야 할까?

따뜻한 물에서 하는 관절 운동은 최소 20분 이상 해야 충분한 효과를 얻을 수 있다. 그러나 심혈관계의 질환을 앓고 있다면 심장 전문의와 상의하여 운동 시간에 대한 자문을 받길 권한다.

보통 온도의 물에서는 좀 더 활동적인 걷기나 지구력을 키우는 전신 운동을 하게 되는데 이때 운동 시간은 한 번에 10~15분 정도가 적당하고 잠시 쉬었다가 다시 같은 시간 동안 반복하면 된다. 이런 과정을 2~3번 한 뒤 운동을 마칠 것을 권한다. 그 이상은 지칠 수 있고 아직은 관절에 부담이 될 수 있기 때문이다.

마지막에는 따뜻한 물에 들어가서 10~15분 정도 쉬는 것으로 마무리한다. 이렇게 하면 짧게는 50분, 길게는 80분의 수중 재활 치료를 하게 된다. 이 수중 재활 치료는 일주일에 2~3회 정도를 추천한다.

물속 걷기

물속 걷기는 재활 치료 측면에서 중요한 두 가지 장점이 있다. 첫째는 물속에 들어가면 부력에 의해 다리에 가해지는 체중 부하가 허리 깊이의 물에서는 체중의 50%, 가슴 깊이에서는 25% 정도로 감소한다. 둘째는 움직일 때 발생하는 물의 흐름인 물살이 자연스럽게 무릎 주변의 근육과 연부조직에 마사지 효과를 준다는 것이다.

물속 걷기 운동법

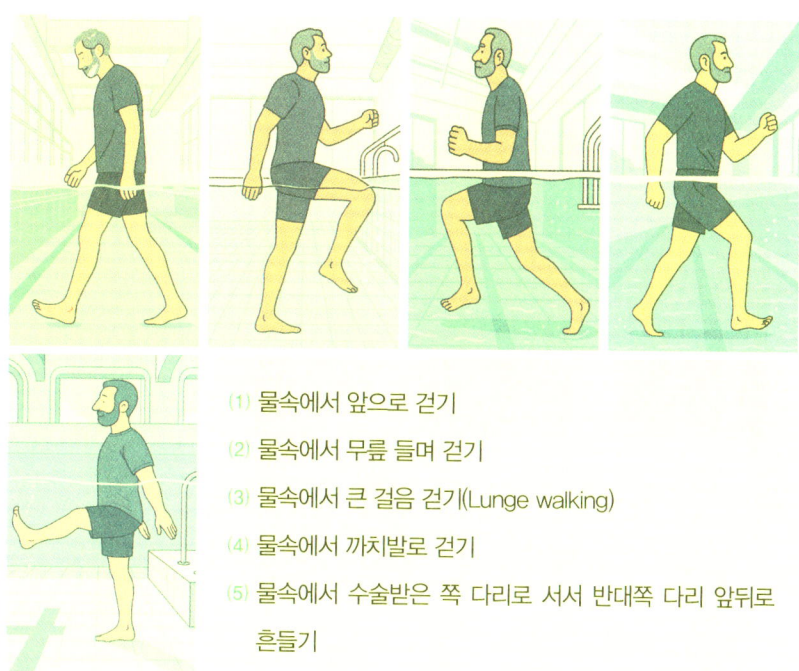

(1) 물속에서 앞으로 걷기
(2) 물속에서 무릎 들며 걷기
(3) 물속에서 큰 걸음 걷기(Lunge walking)
(4) 물속에서 까치발로 걷기
(5) 물속에서 수술받은 쪽 다리로 서서 반대쪽 다리 앞뒤로 흔들기

물속에서 하는 플라이오메트릭 운동

플라이오메트릭 운동이란 간단히 설명하면 민첩성과 순발력을 강화하는 운동이라 할 수 있다. 관절 주변의 근육과 힘줄들이 빠르게 신장하고 수축하는 능력을 키워서 더 복잡한 동작들을 빠르고 안전하게 수행하도록 재활시키는 것이 이 운동의 목적이다.

인공관절 수술 후 재활을 위한 수중 플라이오메트릭 훈련은 처음에는 가슴 깊이의 깊은 물에서 시작하는 것이 좋다. 체중 부하가 25%에 불과해지기 때문에 빠른 동작에도 무릎에 무리가 적다.

플라이오메트릭 운동법

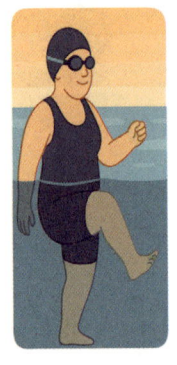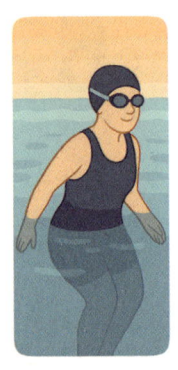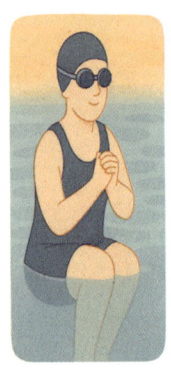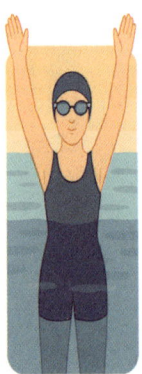

(1) 물속에서 무릎을 가슴 높이까지 들고 걷기
(2) 물속에서 제자리 점프하기
(3) 물속에서 무릎을 가슴까지 올리며 제자리 뛰기
(4) 물속에서 팔다리 벌리며 뛰기

> "이런 거 물어봐도 될까요?"
> # 수중 재활 치료에 대해

Q 수중 재활 치료는 언제까지 하는 것이 좋을까요?

수술 후 재활의 첫 3~6개월까지는 수중 운동이 강력히 권장되는 운동입니다. 6개월 후에도 심폐기능의 건강 유지를 위해서 일반적인 권고에 따라 수영을 주중 3~4회 꾸준히 하는 것은 좋습니다. 수중 재활 운동은 관절에 무리가 적으면서도 유산소 효과를 얻을 수 있다는 점에서 실내자전거 운동과 비슷합니다. 이 두 가지 운동을 번갈아 하면 수술 후 장기적인 재활과 회복에 큰 도움이 될 것입니다.

2

인공관절 재활 중등 과정
재활 5~6주 차

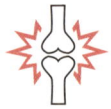

어느덧 인공관절 수술을 받은 지 한 달이 지난 지금, 이제 당신은 완벽하지는 않지만 기본적인 실내 생활 동작들을 무리 없이 해낼 수 있게 되었고 무엇보다도 보행 보조기구들의 도움 없이도 걸을 수 있게 되었다. 그동안의 고생과 노력에 축하와 격려의 박수를 드린다. 이제부터는 서서히 운동의 강도와 시간을 늘려가면서 실외 활동을 대비한 재활 프로그램들을 시작해야 할 때이다. 무리하지 말고 이번에도 하나씩 클리어해 가보자.

재활 5~6주 : "역동적 운동을 시작해 보자"

재활 5~6주 차에는 다양하고 역동적 동작들로 구성된 운동들을 시도할 수 있게 된다. 그 종류로는 실내자전거 운동, 기구를 이용한 하체 운동, 노 젓기 운동 등이 있다.

실내자전거 운동

자전거의 안장을 이전 주보다 조금 더 낮춰서 무릎의 굴곡 각도를 더 증가시켜 타본다. 처음 15분은 안장을 높게, 그다음 15분은 낮게 타보길 추천한다. 페달을 돌리는 속도도 점차 빠르게 늘려가는 것도 좋다. 분당 회전수를 50부터 100 사이에서 적절히 조절하면서 타도록 한다.

운동 시간은 5분부터 시작하여 20~30분까지 늘려준다. 일주일에 4회 이상 운동할 것을 권하는데 이 자전거 운동은 근육의 지구력뿐만 아니라 심폐지구력 향상에도 효과적이다.

기구를 이용한 하체 운동

이 시기부터는 피트니스센터에서 근력 운동 또는 무산소 운동을 가볍게 시작할 수 있다. 단, 중량은 체중의 10%부터 시작하여 점진적으로 올려야 한다. 동작마다 10~15회씩 3~5세트를 반복한다.

▪ 레그프레스 ▪   　　　▪ 레그컬(노랑 또는 빨강 탄력 밴드 이용) ▪

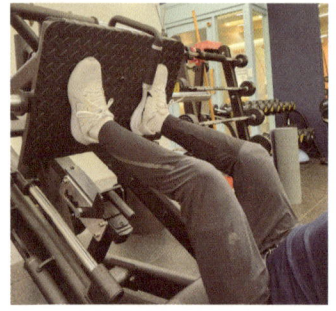 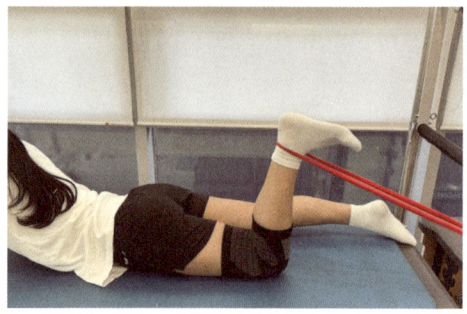

※ 레그프레스 중량은 체중의 10%부터 시작하는 것이 좋다.

노 젓기 운동

　노 젓기 운동(Rowing Machine)의 장점은 무릎 굴곡·신전 운동을 자연스럽게 할 수 있고 운동 강도도 스스로 조절할 수 있다는 점이다. 기구 자체가 천천히 당기면 저항이 약하게 걸리고 빠르게 당기면 저항이 강하게 걸리도록 제작되어 있기 때문이다. 또한 이 운동 기구는 자전거 운동처럼 칼로리 소비 효과가 큰 운동 중 하나이다.

▪ 노 젓기 운동 ▪

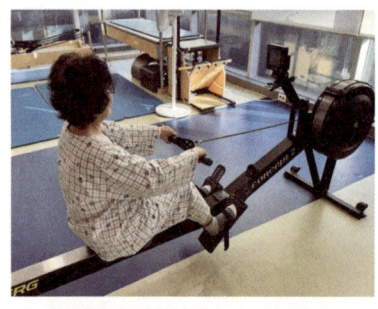 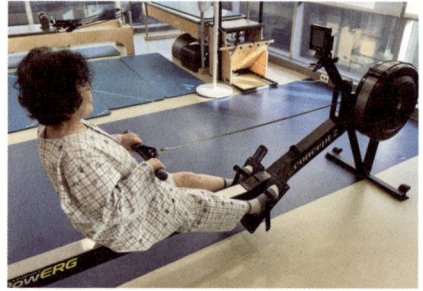

※ 실제 왼쪽 무릎 인공관절 수술 환자가 노 젓기 운동을 하는 모습
　(허리 통증이 있는 환자는 추천하지 않음)

냉찜질 vs 온찜질

이 시기의 냉찜질과 온찜질 선택은 개인의 선호도에 따라 결정하면 된다. 두 방법 모두 부종 감소와 경직 이완에 효과적이기 때문이다. 단, 운동 후 열감 또는 부종이 느껴진다면 온찜질보다는 냉찜질을 우선 선택하는 것이 좋다.

다시 활기차게 걷자

재활 5주 차부터는 외출 시간을 늘려도 된다. 실내에서는 이제 지팡이 없이 자유롭게 걸을 수 있을 것이다. 그러나 외출 시에는 안전을 위해서 꼭 지팡이를 지참해야 한다.

똑바로 서 있기

아직은 장시간 서 있기는 어려울 것이다. 그래서 책상이나 싱크대 같은 지지할 수 있는 가구 옆에 서서 1~3분가량 서 있는 연습을 매일 하면서 점차 시간을 늘려가는 연습을 해야 한다.

장시간 앉는 것은 좋지 않다

자동차나 극장에서 장시간 앉을 때 무릎 관절에 직접적인 체중 부하는 없다. 하지만 관절을 구부린 채 1~2시간이 지나면 근육과 힘줄의 일시적인 단축으로 무릎이 굳게 되고 허벅지 뒤 근육에 가해지는 압박으로 혈액순환이 저하되어 무릎이 붓는다. 이러한 현상은 단지 장시간 앉아 있는 일이 상당히 힘들다고 느끼게 만든다.

그래서 자동차로 장거리 이동을 할 때는 한 시간에서 한 시간 반마다 휴게소에 들러 차에서 내려 가볍게 다리 근육을 이완해 주어야 한다. 극장에 갈 때는 복도 쪽 자리나 가장 앞자리를 예매하여 다리를 뻗거나 자주 일어서는 것이 좋다.

운전

5주 차부터는 운전을 시도해 볼 수 있다. 운전을 하기 위해서는 다음의 것들을 먼저 점검해야 한다.

- 수술받은 쪽 다리로 체중을 완전하게 지탱하여 설 수 있어야 한다.
- 수술받은 쪽 다리의 발을 빠르게 움직일 수 있어야 한다.
- 수술받은 쪽 다리의 발로 공을 밟고 누르는 힘이 충분해야 한다.
- 마약성 진통제를 복용하고 있지 않아야 한다. 운전 중 졸음이 쏟아질 가능성이 있다.
- 좌측 무릎을 수술받았고 본인의 차가 자동 변속기 차량이라면 더 일찍 운전이 가능하다.
- 우측 무릎을 수술받은 환자는 운전하기 며칠 전부터 정차 상태에서 시동을 끄고 운전석에서 가속 페달과 브레이크 페달을 교대로 밟는 훈련을 충분히 해야 한다.

위 사항들의 점검을 마쳤으면 보호자를 동행하여 짧은 거리부터 운전을 시작해 볼 수 있다.

다시 직장으로

업무의 종류, 즉 사무 업무 또는 신체 활동 업무에 따라 다르겠지만 직장으로의 복귀는 보통 수술 후 4~6주경에 가능하다. 처음에는 파트타임 또는 단축 근무부터 시작하길 권한다. 만약 처음부터 전일 근무를 해야 한다면 출근 시작일을 목요일이나 금요일부터 시작하여 하루, 이틀 일하고 난 뒤 주말에는 쉴 수 있도록 일정을 잡길 추천한다. 혹은 최근에 근무의 한 형태로 자리 잡은 재택근무도 좋은 선택이 될 것이다.

주의해야 할 일상생활 동작들

이제는 여러 가지 일상생활 동작들을 정상적으로 수행할 수 있게 되었다. 그러나 몇 개의 동작들은 여전히 피해야 한다. 대표적인 동작이 무릎 꿇는 자세이다.

인공관절 수술 후에는 무릎이 완전히 끝까지 구부러지지 않는다. 그래서 무릎 꿇기 자세를 잘할 수가 없게 된다. 그런데도 억지로 무릎 꿇는 자세를 취하려다 보면 인공관절과 주변의 근육과 뼈 조직에 무리가 가해질 수 있으므로 자신도 모르게 이 자세를 취하지 않도록 평소 주의가 필요하다.

또 주의해야 할 자세로는 책상다리 자세가 있다. 이 자세는 인공관절 수술 부위가 과도하게 비틀어지는 것은 물론이고 고관절과 허리에까지 무리를 줄 수 있으므로 충분한 관절 가동범위가 얻어지지 않았으면 삼가할 것을 권한다.

수술할 때부터 정교하게 책상다리 자세를 고려하여 금속 삽입물의 각도를 조정할 수 있다고 한다. 하지만 대부분의 인공관절 금속 삽입물의 디자인은 책상다리 자세를 고려하지 않는다는 사실을 알고 있어야 한다.

산책하러 밖으로 나가보자

이제는 야외로 산책하러 자주 나가보자. 이제는 다소 먼 거리를 다녀오는 일도 가능해진다. 아파트 단지 안에서 바로 옆 동을 몇 번 왕복하거나 운동장을 몇 바퀴씩 돌아도 좋다. 주의할 점은 너무 멀리 갔다가 지쳐서 돌아올 때 어려움을 겪을 수도 있으니 피로감을 느끼지 않을 정도의 거리를 정해 매일 짧은 거리부터 점진적으로 산책 거리를 늘려가길 권한다. 산책 경로 중간에 반드시 쉴 만한 곳이 있는지 확인하거나 간이 의자를 가지고 산책하러 나갈 것도 권한다.

"이런 거 물어봐도 될까요?"
재활 5~6주 차에 대해

Q 수술한 지 한 달이 넘었는데, 지팡이를 계속 써야 하나요?

지팡이는 보행 시 안정성을 제공해 주고 낙상을 방지하는 데 유용합니다. 집 밖의 환경은 고르지 않은 바닥이 항상 존재하곤 합니다. 또한 예상치 못하게 계단을 오르내려야 할 수도 있지요. 그러므로 혼자 잘 걸을 수 있더라도 안전을 위하여 지팡이는 당분간 지참할 것을 권합니다.

Q 수술 상처 부위의 감각이 여전히 무딘데 언제쯤이면 좋아질까요?

수술 당시 피부, 근육, 힘줄 등이 같이 절개되는데 이때 미세한 신경 말단들도 함께 절단됩니다. 이는 불가피한 과정이며 수술 부위 피부의 감각 둔화 또는 이상감각은 당연한 결과죠. 이러한 현상은 시간이 지나면 정상화되지만 그 기간이 1~2년까지 지속되기도 하고 약간의 무딘 감각은 그 이후에도 지속될 수 있습니다.

Q 무릎이 계속 부어 있는 것 같은데 언제까지 이럴까요?

약간의 부기는 한동안 지속되다가 수술 후 6개월에서 1년 정도 지나면 다 사라집니다. 그러나 무리해서 운동을 하거나 오래 걸은 다음 날에는 하루 정도 부기가 생길 수 있지만 휴식을 취하면 곧 정상으로 돌아옵니다.

인공관절 재활 고등 과정
재활 7주~3개월 차

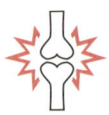

어느새 인공관절 수술 후 조금씩 걷기부터 시작해 지금은 실내운동과 야외 활동까지 가능해졌다. 처음 수술실에 누워 움직이지 못하던 때와 비교하면 지금은 날아다니는 수준이라고 생각될 지경일지도 모른다. 하지만 인공관절 훈련은 아직도 배고프다! 여기서 머물며 나태해지면 안 된다! 지금까지 약 6주 동안의 힘든 과정을 거의 다 마친 당신. 이제부터는 앞선 기간 동안 회복한 기능들을 최대한 끌어올려야 하는 시기이다. 이 기간에 회복해야 할 것들도 하나하나 시도해 보자.

재활 7주~3개월 : "인공관절 재활, 아직 멈출 때가 아니다!"

쪼그라든 근육 되살리기

근육은 안 쓰면 작아진다. 수술받은 쪽 무릎 주변의 근육도 마찬가지이다. 그러나 수술 후 1~2개월간은 무릎 주변의 부종 때문에 근육 위축이 눈에 잘 띄지 않다가 부종이 감소하고 본격적인 보행을 시작할 때쯤에야 근육이 작아진 것과 근력이 부족함을 실감하게 된다.

그동안 꾸준히 재활 훈련을 해왔다면 다음의 방법을 따라 함으로써 충분히 근육의 크기와 근력을 회복시킬 수 있다.

근력 운동 강도 높이기

앞 단계에서 소개한 피트니스센터에서 하는 기구 운동의 강도를 올린다. 가벼운 무게, 즉 체중의 10%부터 시작하여 25회 이상 반복 3세트를 실시한다. 이것이 가능해지면 중량을 체중의 10% 이상으로 점진적으로 늘리고 횟수는 5~10회로 줄였다가 익숙해지면 다시 25회로 늘린다. 이 순서를 중량을 늘릴 때마다 반복하는데 몇 주에 걸쳐서 점진적으로 강도를 높인다.

부상 방지하기

본격적인 근육 강화를 시작하면 필연적으로 따라오는 것이 근육통이다. 적당한 근육통은 필요한 현상이지만 운동이 과하면 근육의 손상이 발생할 수 있다. 그래서 근육은 특별히 서서히, 점진적으로 훈련하여야 손상 없이 크기, 근력, 기능의 향상을 이룰 수 있다.

운동 당일 밤 또는 다음 날 아침에 통증이 심하다면 전날 운동의 강도가 과했고 근육의 손상이 의심되는 상황이다. 그러나 특별한 통증을 못 느꼈다면 전날 운동은 안전한 정도였고 다음번에는 강도를 높여도 된다. 운동한 지 1~2일 후에 나타나는 통증은 근육이 재생성되고 있다는 신호이자 운동 후 생기는 정상적인 통증이다.

단, 2~3일 후에도 근육통이 지속된다면 초음파 검사를 통해 근육 손상이 생긴 것은 아닌지 확인하는 것이 좋다. 특히 운동 이후 허벅지 앞 근육, 즉 Q-근육이나 허벅지 뒤 근육, 즉 H-근육의 통증이 심하다면 그 동작은 일단 중단해야 한다. 자칫 무리해서 재활 과정 전체에 영향을 줄 수도 있기 때문이다.

근육의 발달은 운동과 운동 사이 휴식 시간에 일어난다. 그러므로 재활을 위한 근육 운동은 일주일에 3일 또는 4일만 하는 것이 좋다. 그 이상의 운동 시간은 근육 운동이 아닌 실내자전거 운동이나 수중 운동, 걷기 등의 유산소 운동으로 채울 것을 권한다.

관절 가동범위 운동

이 시기의 인공관절 수술받은 쪽의 무릎 구부러짐 각도는 130~150도 정도 되어야 하고 무릎이 펴지는 각도는 0도가 되어야 한다. 이 각도를 획득했어도 관절 운동은 계속되어야 하는데 본인에게 적합한 운동들을 몇 가지 선택하여 하루에 두 번씩, 아침저녁으로 꾸준히 해 주면 된다.

지구력 키우기

근력과 보행 기능이 크게 향상되었지만 여전히 피로감을 쉽게 느낄 수 있다. 첫 번째 이유는 보통 '기력'이라고 부르는, 신체의 종합적 능력이 아직 충분히 회복되지 않았기 때문이다. 앞에서도 설명했지만 무릎 인공관절 수술은 결코 간단한 수술이 아니다. 몸 전체에 상당한 부담을 준 상태이다.

두 번째 이유는 수면 부족이다. 수술 후 흐트러졌던 수면 주기가 아직 정상화되지 않았을 수 있기 때문이다. 잠을 오래 잤다고 생각하지만 정작 수면의 질은 좋지 않을 수 있다. 세 번째 이유는 수술 전 장기간 관절염을 앓으면서 저하된 근력과 심폐기능이 수술 직후에 더욱 떨어졌고 아직 회복 중인 것이다.

네 번째는 수술 후 식욕 저하가 생기기 때문이다. 그래서 재활 초기에 영양소의 충분한 보충이 필요하다. 다섯 번째, 지속되는 통증이 피로감을 가중한다. 통증은 불면증, 집중력 저하 그리고 통증에 대한 불안감을 증가시켜 피로감을 더 느끼게 할 수 있다.

여섯 번째, 일상생활로의 회복이 아직은 체력적으로 부담이 되어 피곤함을 느낀다. 마지막으로는 재활 기간에 거의 매일 운동을 해왔기 때문에 이제는 지칠 때가 된 것이다. 사실 수술 전 몇 개월 동안 했던 운동량보다 재활 기간에 한 운동량이 더 많았을 수도 있다.

이런 여러 가지 이유들로 생기는 피로감은 다행히 몇 주의 시간이 지나면 사라질 수 있다. 피로감에서 탈출할 수 있도록 근지구력을 향상시키는 데 좋은 방법들은 다음과 같다.

- 월, 수, 금요일에는 실내자전거 운동 20~30분
- 화, 목, 토요일에는 걷기 운동 30분
- 일요일에는 실내자전거 운동, 걷기 운동, 수중 운동을 각각 주 2회
- 일요일에는 휴식

연부조직 부드럽게 만들기

앞 단계에서 해왔던 무릎 주변의 연부조직 마사지를 계속해 준다.

정상 보행 패턴 회복을 위한 운동

보행 회복 관절 운동법

▪ 수술한 다리로 서서 반대 다리 앞뒤로 흔들기 ▪

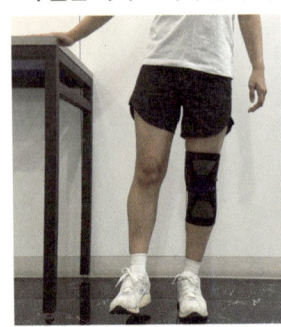 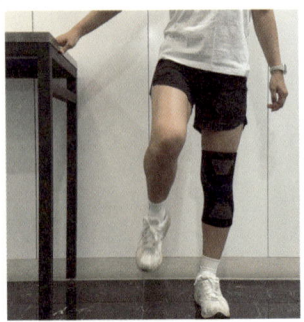 

※ 책상이나 의자를 잡고 서서 수술받은 쪽 다리로 몸을 지탱하고 수술받지 않은 쪽 다리를 앞뒤로 천천히 보행하듯이 흔들어 준다.

감염 주의 - 감기도 조심해야 한다

인공관절 치환술의 금속 삽입물은 우리 몸의 이물질과 같다. 이는 정상 조직보다 감염에 취약하다는 의미도 된다. 인공관절 치환술을

받은 부위의 주변이 감염되었을 때 금속 삽입물 근처의 혈액순환 기능이 떨어져 있어 감염과 싸워야 하는 백혈구의 침투가 방해받기 때문이다. 이는 심각한 결과를 초래할 수 있다. 그러므로 인공관절 치환술을 받은 환자는 신체 어느 부분이든지 감염이 의심된다면 예방적으로 항생제를 조기에 투여하는 것이 바람직하다.

우리 몸에 생기는 흔한 감염들로는 상기도염, 기관지염, 폐렴, 치주농양, 방광염, 피부 화상, 피부 열상 또는 찢어짐 등이다. 특히 면역력이 저하된 고령자, 면역억제제를 투여받는 환자, 만성 폐쇄성 폐 질환이나 파킨슨병 또는 치매 등의 만성 쇠약 환자, 과거 감염에 자주 걸린 환자 등은 감염의 위험성이 높은 질병군이므로 각별한 주의를 요한다.

"이런 거 물어봐도 될까요?"
재활 7주~3개월 차에 대해

Q 인공관절 후 조깅을 해도 되나요?

무릎 인공관절 치환술 후에는 권장되지 않는 운동이 바로 달리기입니다. 달리기보다 안전하고 무릎에 무리가 없는 자전거를 타길 권합니다.

Q 수술받은 쪽 무릎 모양이 반대쪽과 달라요!

수술받은 쪽과 그렇지 않은 쪽 모양이 다른 이유 첫 번째는 수술 후 부종이 아직 남아 있기 때문입니다. 부종은 길게는 1년까지도 남을 수 있습니다. 두 번째 이유는 인공관절 수술을 받으면서 울퉁불퉁했던 기존 뼈가 제거되어 매끈해졌기 때문에 수술받지 않은 쪽 무릎과 모양이 다르게 보이는 것입니다. 그래서 모양이 다른 것은 자연스러운 현상입니다.

Q 아직도 수술받은 무릎에 열감이 있어요. 감염인가요?

대부분의 열감은 우리 몸에서 정상적으로 반응한다는 의미로 수술 후 두 달 이상 지속될 수 있습니다. 그래서 수술 부위에 냉찜질을 계속해 주어야 합니다. 그러나 감염이 되면 피부색이 붉게 변하고 통증도 심하며 열감도 심해지게 되어 항생제 처방이 필요할 수 있습니다. 그러므로 열감이 과하거나 통증이 장기간 심해진다면 반드시 의사의 진료를 받으시기 바랍니다.

인공관절 재활 완성 과정
재활 4~6개월 차

이 시기의 재활 훈련부터는 정상적인 일상생활로 전환되는 과정이라 생각할 수 있다. 이제부터는 새롭게 태어난 자신의 무릎과 그동안 수고한 자신에게 주는 선물 같은 여행도 계획해 볼 수 있다. 단, 아쉽겠지만 지금 당장 떠나는 것은 아니고 두 달쯤 후에 여행이 가능하므로 조금만 더 재활에 집중하며 행복한 여행을 계획해 보자.

재활 4~6개월 : "평생 조심해야 할 인공관절 보유자의 삶"

달리기

대부분의 인공관절 수술을 집도한 주치의들은 수술 후 조깅이나 달리기는 권장하지 않는다. 일상생활 속에서 잠깐 단거리를 가볍게 뛰는 정도는 가능하지만 운동 목적으로 규칙적인 달리기는 수술받은 쪽 무릎에 부담을 줄 수 있다. 테니스나 배드민턴 같은 라켓 운동은 최대한 뛰지 않는 복식 경기까지만 제한적으로 추천한다.

무릎 꿇기와 쪼그려 앉기

인공관절 수술 환자는 이 동작을 평생 해서는 안 된다고 생각해야 한다. 어쩔 수 없이 잠깐 할 수는 있겠지만 이런 동작이 필요한 업무와 운동은 계속 피해야 한다. 과도한 굴곡은 체중의 8~10배까지의 부담을 무릎에 전해주게 되어 통증을 유발할 수 있을 뿐 아니라 수술 부위의 내구성에 영향을 줄 수 있기 때문이다.

체중 관리

아마도 대부분의 무릎 인공관절 수술 환자들은 재활 훈련을 하는 덕분에 수술 전에 비해 운동을 더 많이 하게 되었을 것이고 수술 후 회복 기간에 일어나는 자연스러운 신체의 소모성 변화로 인하여 체중이 감소했을 것이다. 이는 인공관절 무릎의 장기적인 관리에서 보자면 오히려 유리한 상황이므로 가능하다면 체중이 다시 늘지 않도록 잘 유지하길 권한다. 그런 이유로 근력이 회복된 후에는 실내자전거 운동, 수영 등의 꾸준한 유산소 운동이 필요하다.

도전은 신중하게

인공관절 수술을 받은 새로운 무릎으로 운동, 취미활동, 여행 등의 새로운 것들을 많이 경험하고 싶은 마음이 드는 것은 당연하다. 아마도 무릎 통증으로 과거에 하지 못했던 많은 일을 할 수 있게 되는 것은 수술을 결정하게 된 중요한 이유 중 하나일 것이다. 그러나 실제로는 모든 원하던 활동을 바로 시작할 수는 없다. 자신의 다리 근력, 균형잡기 능력, 민첩성 등 그동안 재활하면서 회복된 기능들을 점검하여 시작할 시점을 신중히 정해야 한다.

관절 가동범위 운동

인공관절 수술받은 쪽의 무릎 관절 각도는 이때쯤 일상생활 수행에 문제없을 정도가 되었을 것이다. 이제부터는 본인이 선호하는 관절 운동 몇 가지를 꾸준히 해서 관절의 기능을 항상 일정하게 유지하기만 하면 된다. 가능하면 일상생활 동작을 수행하면서 관절 운동을 겸하는 것이 가장 효과적이다. 예를 들어 TV를 볼 때 소파에 앉아서 관절 굴곡 운동을 하고, 계단을 오를 때는 두 계단 위에 수술받은 쪽 다리를 올리고 무릎을 최대한 굽혔다 폈다 해보는 것이다.

관절 가동범위 운동법

- 의자에 앉아서 무릎을 최대한 구부려 보기
- 두 계단 위에 수술받은 다리를 올리고 무릎을 최대한 구부려 보기

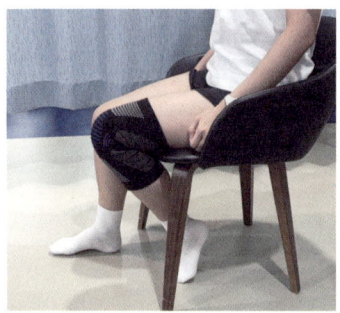
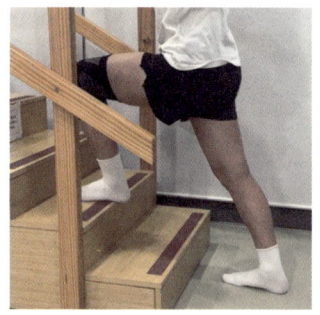

※ 이 동작은 운동을 위한 동작이므로 계단 보행할 때 이 동작을 하면 무리가 올 수 있다.

근육 강화와 지구력 운동

주중 운동 스케줄은 근육 강화 운동 3일, 지구력 운동 3일이 신체적 무리가 없고 효과적이다. 근육 강화 운동은 계단 또는 스텝박스를 활용하는 것이 좋고 지구력 운동은 실내자전거 운동, 노 젓기 운동, 수영이 적절하다.

계단 운동은 무릎 주변 근력 강화에 아주 효과적이다. 그러나 절대로 과하게 해서는 안 된다. 필자는 1~2층 정도를 꾸준히 걸어 올라가는 것만으로도 근력 유지에는 충분하다고 본다. 그 외 계단을 이용한 다리 근력 강화 동작을 추가하여 효과를 높여볼 수 있다.

근육 강화와 지구력 운동법

• 수술한 다리로 두 계단 올라갔다가 내려오기 •

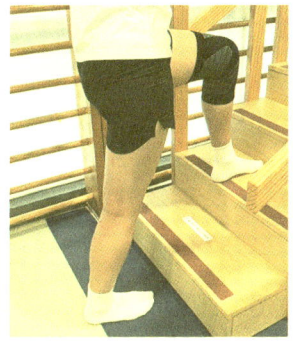 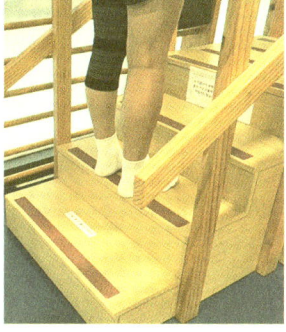 

(1) 양손으로 난간을 붙잡고 수술받은 쪽 다리를 들어 1~2계단을 올라갔다가 다시 내려오길 천천히 반복한다.

(2) 10~15회씩 하루에 3세트 반복한다.

• 수술한 다리로 지탱하여 한 계단 내려갔다가 올라오기 •

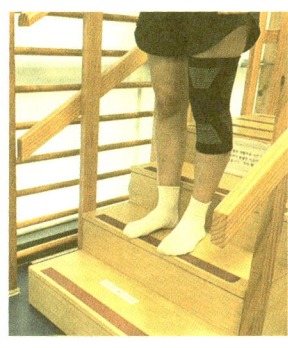 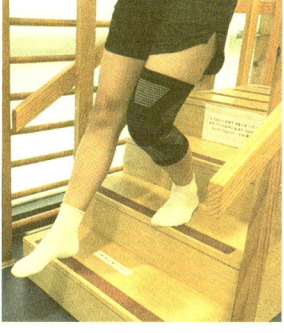

(1) 양손으로 난간을 붙잡고 수술받은 쪽 다리를 뒤에 두고 수술받지 않은 쪽 다리를 1~2계단 아래로 내렸다가 다시 들어올리기를 반복한다.

(2) 10~15회씩 하루에 3세트 반복한다.

▪ 수술한 다리로 지탱하여 옆으로 내려갔다가 올라오기 ▪

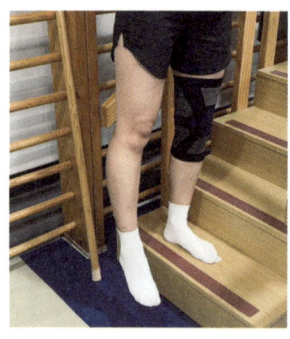
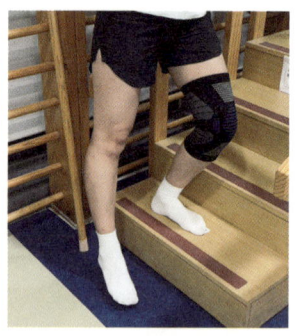

(1) 한 손으로 난간을 붙잡고 수술받은 쪽 다리를 위에 두고 옆으로 서서 수술받지 않은 쪽 다리를 1~2계단 아래로 내렸다가 다시 들어올리기를 반복한다.
(2) 10~15회씩 하루에 3세트 반복한다.

지팡이 안녕~

이 시기에 보행 훈련을 할 때 중요한 점은 절뚝거리지 않고 지팡이 없이 정상 패턴의 보행을 완전하게 회복하는 일이다. 보행 연습은 하루에 30~40분 정도 매일 하는 것이 지구력 향상과 체중 관리에 좋지만 피로감을 느끼지 않도록 2~3일에 하루 정도는 건너뛰어도 상관없다. 수중 걷기 운동은 지상에서 할 때보다 물의 흐름에 의한 저항이 크기 때문에 근력 향상에 더 효과적이다.

최근에 맨발 걷기가 열풍이라 할 정도로 관심이 많다. 맨발로 걸으면 바닥의 굴곡이 발목 관절과 무릎 관절에 비틀림을 유발하기 쉽고, 발바닥 피부에 상처가 나면 감염의 위험성이 있다. 그래서 인공관절 수술 후에 맨발 걷기는 추천하지 않는다.

균형 훈련

균형 잡는 능력은 무릎이 완전하게 회복될 때까지 1년 정도 걸리기 때문에 꾸준히 생활 속에서의 연습이 필요하다.

균형 훈련 운동법

• 수술한 다리로 균형잡기 •

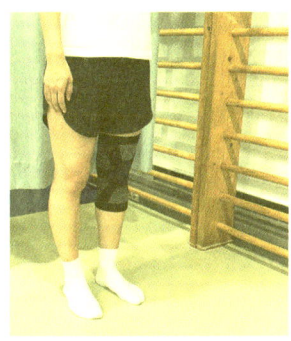 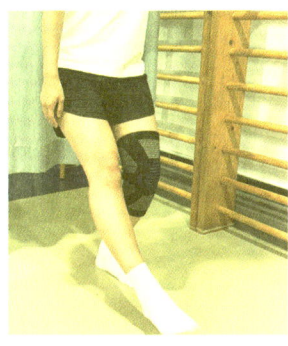

(1) 수술받은 쪽 다리로 서서 무릎을 약간 구부린다.
(2) 반대쪽 다리를 바닥에서 들고 서서 양팔은 벌려 테이블이나 책상 같은 지지대를 붙잡는다.
(3) 10~15초 정도 유지하고 쉬었다가 반복하기를 3~5회 한다.

▪ 수술한 다리로 스텝박스에 서서 균형잡기 ▪

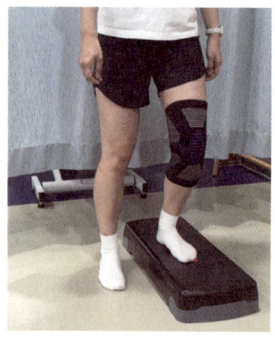 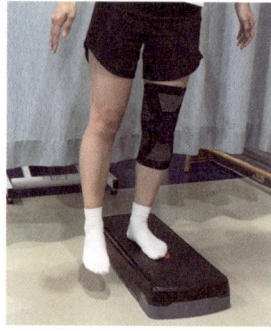 

(1) 가장 낮은 스텝박스에 수술받은 쪽 다리로 올라서서 다른 쪽 발을 공중에 띄운다.
(2) 10~15초 정도 유지하고 쉬는 것을 3~5회 반복한다.

▪ 수술한 다리로 스텝박스에 서서 반대 다리 앞뒤로 흔들기 ▪

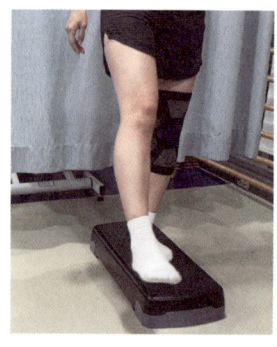 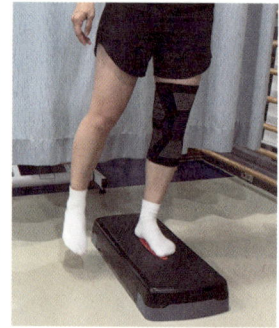 

(1) 한 손으로 지지대를 잡고 가장 낮은 스텝박스에 수술받은 쪽 다리로 올라서서 다른 쪽 발을 공중에 띄워 앞뒤로 천천히 흔든다.
(2) 30~60초 실시하고 쉬었다가 반복하기를 5~10회 한다.
※ 다리 흔드는 속도를 빠르게 또는 천천히 교대로 시도하면 운동 효과를 더 높일 수 있다.

• 수술한 다리로 스텝박스에 서서 반대 다리를 앞으로 교차하여 흔들기 •

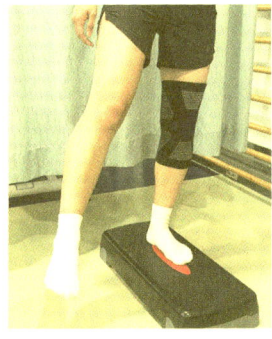 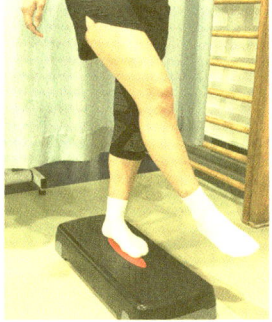 

(1) 한 손으로 지지대를 잡고 가장 낮은 스텝박스에 수술받은 쪽 다리로 올라선다.
(2) 다른 쪽 발을 몸 앞을 가로질러 반대쪽으로 옮겼다가 원위치시킨다.
(3) 10~20회씩 하루에 3~5세트 반복한다.

• 수술한 다리로 스텝박스에 서서 반대 다리를 뒤로 교차하여 흔들기 •

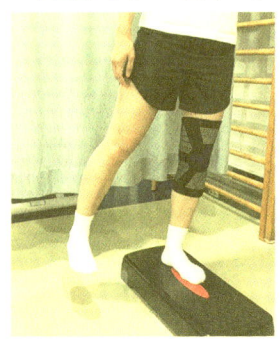 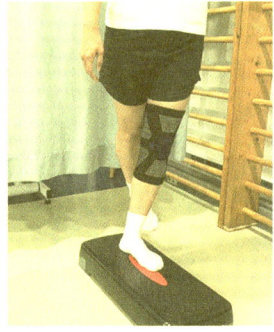 

(1) 한 손으로 지지대를 잡고 가장 낮은 스텝박스에 수술받은 쪽 다리로 올라선다.
(2) 다른 쪽 발을 몸 뒤로 가로질러 옮겼다가 원위치시킨다.
(3) 10~20회씩 하루에 3~5세트 반복한다.

"이런 거 물어봐도 될까요?"
재활 4~6개월 차에 대해

Q 날이 흐리면 수술받은 쪽 무릎이 아파요. 이유가 뭘까요?

관절에는 압력을 감지하는 센서 같은 감각신경 말단이 존재하는데 이를 압력 수용체15)라고 합니다. 날이 흐려져서 저기압이 되면 무릎 안쪽은 상대적으로 압력이 높아져 압력 수용체는 이를 감지하고 질병이나 수술로 예민해진 관절은 통증을 느끼게 됩니다.

Q 이번에 수술받지 않은 쪽 무릎도 관절염이 진행되어 인공관절 수술을 하고 싶은데 우측 무릎을 수술한 지 몇 달밖에 안 되어서 바로 수술하기가 겁나요. 언제 수술하면 될까요?

과거의 권고 사항에 따르면 일반적으로 최소 3개월의 간격을 두었습니다. 최근의 경향은 일주일 정도의 짧은 간격을 두거나 당일에 양쪽 모두를 한꺼번에 수술받는 경우도 많아졌습니다. 양쪽 무릎을 동시에 수술하면 수술과 입원, 재활을 전부 한 번에 받을 수 있다는 점이 최대 장점입니다.

그러나 단점으로는 혈전증 같은 합병증의 위험이 더 커지고 수술 중 출혈량이 증가하여 수혈받을 확률도 높아집니다. 또한 신체적, 심리적 충격을 더 많이 받을 수 있어 회복과 재활에 시간과 노력이 더 필요하게 됩니다. 특히 양쪽 관절 모두를 수술하게 되면 양다리 모두 몸을 지탱할 수 없어 초기 재활 속도가 느립니다. 그래서

---

15) 층판소체(Paciniform Corpuscle) : 피부와 관절낭의 심층과 지방 조직에 존재하며 압력과 진동을 감지.

양측 무릎을 함께 수술받은 환자는 바로 퇴원하기보다는 전문 재활 병·의원에서 재활 과정을 시작할 것을 권합니다.

Q 비행기로 해외여행은 언제쯤 가능한가요?

2시간 이내 짧은 비행이라면 수술 후 4개월쯤부터 가능하고 그 이상의 시간이 소요되는 장거리 비행은 6개월 이후에 추천합니다. 혈전증의 발생 위험이 높아지기 때문입니다. 그리고 공항 검색대에서 무릎의 인공관절은 감지될 수 있으므로 여행객 본인이나 검색요원이 당황하지 않도록 수술받았음을 미리 알려야 합니다. 수술 확인서나 진단서를 지참하는 것도 도움이 됩니다.

인공관절 재활 평생 과정
재활 6개월 이후

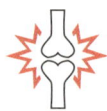

어느덧 수술받은 지도 반년이 훌쩍 지났다. 재활 초기의 심했던 통증과 혼자 걷지도 못하여 난감했던 기억들이 가물가물하다가도 이따금 무릎이 뜨끔하게 아프기도 하고 휘청거려 놀라기도 한다. 하지만 이제는 외출도 자유롭고 가벼운 운동도 하면서 수술 전보다 더 편안하게 지낼 수 있게 되었다. 어느새 인공관절이 나의 소중한 일부가 되어버린 것이다! 앞으로 평생 선물과도 같은 나의 인공관절과 함께 무탈하게 건강하게 살려면 어떤 점들을 보강하고 주의해야 할까? 지금부터 알아보자.

재활 6개월 이후 1년 이내 : "내 몸의 일부가 된 인공관절"

수술 후 6개월 이후부터는 일상생활 동작은 거의 완전하게 회복된다. 수술 전에는 통증 때문에 꿈만 꿨던 활동들도 시도해 볼 용기가 생길 시기이다.

반대쪽 무릎의 관리 - 인공관절 수술할까? 말까?

한쪽만 수술받은 경우라면 이제는 상태가 좋은 무릎과 안 좋은 쪽 무릎의 입장이 바뀌어 버렸다. 인공관절 수술받은 쪽 무릎이 더 튼튼한 무릎이 된 것이다. 반대쪽 무릎도 수술할 것인지 아닌지는 의학적 판단과 개인의 주관적 선택이 조화롭게 고려되어 결정되어야 한다.

수술받지 않은 무릎의 골관절염 진행 정도가 3단계 이상이고 일상생활에 지장을 받는 정도의 통증이 지속된다면 수술받길 권한다. 만약 2단계 이하이고 통증과 기능 저하가 심하지 않다면 악화의 방지를 위하여 꾸준한 근력 운동과 염증의 관리를 통해 최대한 본래의 무릎 관절로 살아가는 것이 좋은 것은 말할 필요도 없다.

근력 강화 운동

일상 활동에 필요한 근력의 대부분은 수술 후 6개월 안에 회복된다. 더 역동적인 활동과 운동을 하기 위해서는 심폐지구력과 근지구력 훈련의 강도를 올리면서 꾸준히 해주어야 한다.

균형 훈련

수술 후 1년까지는 균형잡기 훈련을 계속해 주어서 다리의 안정성을 최대한 향상시켜야 한다. 특히 스포츠 활동을 원하는 경우라면 충분한 균형잡기 능력이 필요하므로 꼭 해야 할 훈련이다.

균형 훈련 운동법

▪ 밸런스 보드를 이용한 균형 훈련 ▪

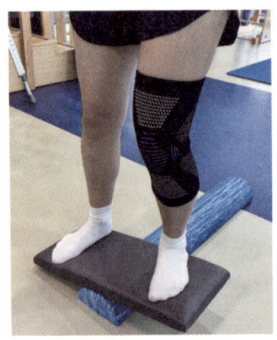 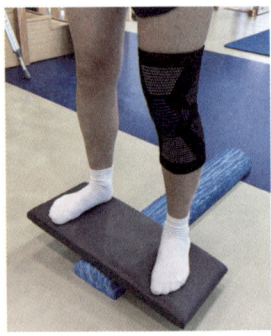

※ 밸런스 보드에 양발을 어깨너비로 두고 서서 좌우, 전후로 발이 기울어질 때 균형을 잡는 훈련을 한다.

스포츠나 취미활동은 언제 다시 할 수 있을까?

골프

수술 후 6개월쯤부터 실내 골프연습장에서 스윙을 시작할 수 있다. 스윙 중에 발생하는 관절의 비틀림을 최소화하기 위해서 기본 스탠스에서 오른쪽 발은 5cm 정도 뒤로 두고 왼쪽 발은 오픈하는 것이 좋다. 새롭게 태어난 인공관절 무릎이 골프의 스윙에 적응할 때까지는 초보자의 심정으로 처음부터 다시 배우듯이 스윙을 만들어가야 한다.

그렇게 어느 정도 스윙이 회복되면 파3 경기부터 시작해 볼 수 있다. 라운드 전후에 부드럽게 관절을 스트레칭하여 경직을 방지해야 한다.

정규 홀 골프장에서 라운드를 하게 될 때는 골프 카트를 주로 사용하고 코스에 따라 잠깐씩 걷는 것은 좋지만 고르지 못한 바닥이나 벙커에 들어가는 일은 피하는 것이 좋다. 쇼트 아이언을 사용하면 무릎에 가해지는 스트레스가 줄어든다. 무릎에 가해지는 스트레스를 최소화하기 위해 가벼운 클럽을 사용하는 것이 좋다.

골프화는 스파이크가 없는 모델을 착용하는 것이 무릎에 가해지는 비틀림을 줄일 수 있다. 라운드 도중 무릎에 얼음팩으로 자주 열을 식혀서 통증과 부종을 예방할 것을 추천한다.

정원 또는 텃밭 가꾸기

정원 일이나 텃밭 농사는 신체 활동과 정서적 측면에서 아주 좋은 취미활동이다. 그러나 무릎을 꿇거나 쪼그려 앉는 동작이 많이 필요하다는 점이 의사로서는 우려스러운 부분이다. 그래서 항상 작은 간이 의자를 사용할 것을 권한다. 너무 무거운 농작물이 든 가마니를 옮기는 일은 인공관절 무릎에 해를 줄 수 있으므로 주의가 필요하다.

댄스

라인 댄스나 볼룸 댄스 등 춤동작들은 무릎 관절에 큰 무리가 되지 않는 좋은 운동이 될 수 있다. 인공관절 수술받은 쪽 다리로 체중을 지탱할 수 있어야 하는 것이 필수조건이다. 재활 훈련 동작들 중 한

다리로 몸을 지탱하는 운동이나 런지 동작들을 자주 해주면 춤동작들을 해내는 데 도움이 될 수 있다.

테니스와 배드민턴

테니스나 배드민턴 같은 라켓 운동을 시작하기 전에 **충분한 스윙 동작 연습**을 하는 것이 필요하다. 스윙 동작 자체가 하체의 균형 잡기 훈련이 될 수도 있고 수술받은 쪽 무릎에 가해지는 부담을 미리 느껴볼 수 있어서 실제로 공을 칠 때 부상을 예방할 수 있다. 운동 파트너의 양해를 구하여 가급적 제자리에서 공을 받도록 하고 짧은 거리에 국한해서 몇 발자국 뛰도록 한다. **코트의 좌우를 이리저리 뛰는 일은 금물이다.**

마지막으로 무릎 인공관절 수술 후 권장되는 스포츠 활동 지침을 소개한다. 이 지침을 참고하여 건강하고 안전하게, 일상 속에서 활기찬 여가생활을 즐기시길 바란다.

무릎 인공관절 치환술 후 추천하는 운동

권장되지 않음	경험 있는 경우 권장	권장됨
축구, 하키 등의 콘택트 스포츠	자전거 타기(실외)	저강도 에어로빅
암벽 등반	등산	춤, 댄스
단식 테니스	복식 테니스	걷기
달리기, 조깅	속보	수영
핸드볼	아이스 스케이팅	볼링
무술	스키	골프

"이런 거 물어봐도 될까요?"

재활 6개월 이후 1년 이내에 대해

Q 인공관절 무릎이 때때로 아픈데 왜 그런가요?

인공관절 삽입물 자체에 문제는 없지만 수술 부위의 연부조직에 생긴 반흔, 즉 흉터 조직이 간헐적으로 통증을 일으킬 수 있습니다. 또한 수술 후 두꺼워진 활막이 금속 삽입물 사이에서 집히는 경우에도 통증이 생기고, 날씨에 따른 기압의 변화에도 통증이 생길 수도 있습니다. 갑자기 발생한 통증이 3~4일 이상 지속된다면 병원 진료를 받아봐야 합니다.

재활 1년 이후 : "강철 무릎 관리법"

무릎 인공관절 치환술을 받은 지 1년 이상 경과한 환자들을 만나보면 거의 대부분은 수술한 무릎임을 잊고 지낸다고 한다. 종종 통증이나 소리가 나는 현상 때문에 진료실을 찾는 경우가 있는데 대부분은 문제 되지 않는다. 그러나 통증이 지속되고 붓거나 피부가 붉어지면 즉시 병·의원을 방문하여 검사해 봐야 한다. 안전한 장기적 관리를 위해서 최소 1년에 한 번 정도는 집도의를 만나서 수술 부위와 무릎의 기능 등 전반적인 상태에 관해 이야기를 나누길 권한다.

"이런 거 물어봐도 될까요?"
재활 1년 이후에 대해

Q 인공관절을 가능하면 오래 유지하고 싶은데 어떻게 하면 될까요?

인공관절의 수명은 과거에는 평균 15년 정도로 알려졌으나, 90% 정도가 20년 이상 유지한다고 보고되어 있습니다. 최대한 오래 사용하기 위해서 저강도 유산소 운동(실내자전거, 수중운동 등)과 등척성 대퇴사두근 강화운동을 꾸준히 해주시는 것이 좋습니다. 달리기, 책상다리 자세, 쪼그려 앉기처럼 인공관절에 충격이나 압력이 가해지는 동작을 삼가는 것이 인공관절의 수명을 연장하는 데 필수적입니다.

참고자료

- 건강보험심사평가원 2014년 보도자료, 2016년 생활 속 질병통계 100선, 2023년 생활 속 질병·진료행위 통계.
- 고용곤, 《줄기세포, 관절염 치료의 새 장을 연다》, 헬스조선, 2014년.
- 구로사와 히사시 외 3인, 《무릎 좀 펴고 삽시다》, 포레스트북스, 2021년.
- 국민관심질병통계(보건의료 빅데이터 개방시스템)
- 김유수, 《무릎 아프기 시작하면 이 책》, 길벗, 2022년.
- 김준배, 《백년 쓰는 관절 리모델링》, 비타북스, 2020년.
- 김진구 외 22인, 《무릎관절 수술과 기능회복치료》, 대한미디어, 2023년.
- 서동원, 《무릎, 아는 만큼 오래 쓴다》, 바른세상병원, 2018년.
- 신경호(Kyoung Ho Shin), 최성호(Sung Ho Choi), 이창희(Chang Hee Lee), 오준호(Jun Ho Oh) The Effect Of Femoral Nerve Block on Pain Management in TKA Patients (대퇴 신경 차단술이 TKA 환자의 통증 관리에 미치는 영향) 대한재활의학회 춘계 학술대회 2025년
- 오수진 외 5인, 〈전방십자인대 재건술 후 고유수용감각 기능 평가에서의 관절위치감각 검사의 효용성〉, 《대한스포츠의학회지》 제29권 제2호, 2011년, 83~88쪽.
- 유재욱, 《유재욱의 5분재활》, 도어북, 2021년.
- 이시이 신이치로 감수, 《동작 분석의 기본》, 성안당, 2023년.
- 임경삼, 《난쟁이의 무릎 인공 관절 수술의 비결》, 영창출판사, 2017년.
- 정선근, 《백년운동》, 아티잔, 2019년.
- 한태륜·방문석·정선근, 《재활의학》 6판, 군자출판사, 2019년, 530쪽.

- Baker PN, van der Meulen JH, Lewsey J, Gregg PJ; National Joint Registry for England and Wales. The role of pain and function in determining patient satisfaction after total knee replacement. Data from the National Joint Registry for England and Wales. J Bone Joint Surg Br. 2007 Jul;89(7):893-900. doi: 10.1302/0301-620X.89B7.19091. PMID: 17673581.
- Barcaro F, Cerino A, Cervini AF, Gaffuri M, Vaso N, Vela M. Combined Intra-Articular PN HPT™ and Hyaluronic Acid: Regeneration Medicine in Knee Osteoarthritis. J Clin Med. 2025 Apr 28;14(9):3043. doi: 10.3390/jcm14093043. PMID: 40364075; PMCID: PMC12072674.
- Bayliss LE, Culliford D, Monk AP, Glyn-Jones S, Prieto-Alhambra D, Judge A, et al. The effect of patient age at intervention on risk of implant revision after total replacement of the hip or knee: a population-based cohort study. Lancet. 2017 Apr 8;389(10077):1424-30. doi: 10.1016/S0140-6736(17)30059-4)
- Birklein F, Dimova V. "Complex regional pain syndrome – up-to-date." Pain Rep. 2017;2(6):e624.
- Brecca M, et al. Multi-joint compensatory effects of unilateral total knee arthroplasty during high-demand tasks. Ann Biomed Eng. 2016 Aug;44(8):2529-41. doi:10.1007/s10439-016-1563-1.
- Brugioni, D. J., & Falkel, J. (2004). Total knee replacement and rehabilitation: The knee owner's manual. Hunter House Inc., Publishers.
- Burns AW, Parker DA, Coolican MR, Rajaratnam K. Complex regional pain syndrome complicating total knee arthroplasty. J Orthop Surg (Hong Kong). 2006 Dec;14(3):280-3. doi: 10.1177/230949900601400309. PMID: 17200529.
- Chalmers, B. P., Suleiman, L. I., Sculco, P. K., & Abdel, M. P. (2025). A Comprehensive Approach to Stiffness in Total Knee Arthroplasty. The Journal of Arthroplasty. https://doi.org/10.1016/j.arth.2025.04.054
- Chan EY, Fransen M, Parker DA, Assam PN, Chua N. Femoral nerve blocks for acute postoperative pain after knee replacement surgery. Cochrane Database Syst Rev. 2014 May 13;2014(5):CD009941. doi: 10.1002/14651858.CD009941.pub2. PMID: 24825360; PMCID: PMC7173746.

- Cheuy VA, Foran JR, Paxton RJ, Bade MJ, Zeni JA, Stevens-Lapsley JE. Mechanical factors associated with persistent stiffness following total knee arthroplasty. J Bone Joint Surg Am. 2017;99(24):2103 - 2112. doi:10.2106/JBJS.16.01277
- Choi, In-soo; Bae, Sung-soo. Comparison Analysis of Effectiveness of CPM and PNF Treatments after Total Knee Replacement. Journal of the Korean Proprioceptive Neuromuscular Facilitation Association, 2(1), 13-23, 2004.
- Chong-Hyeon Yoon. Osteoarthritis Update. Korean J Med. 2012;82 (2): 170-174.
- Duque M, Schnetz MP, Yates AJ Jr, Monahan A, Whitehurst S, Mahajan A, Kaynar AM. Impact of Neuraxial Versus General Anesthesia on Discharge Destination in Patients Undergoing Primary Total Hip and Total Knee Replacement. Anesth Analg. 2021 Dec 1;133(6):1379-1386. doi: 10.1213/ANE.0000000000005156. PMID: 34784324; PMCID: PMC8604382.
- Evans, J. T., Walker, R. W., Evans, J. P., Blom, A. W., Sayers, A., & Whitehouse, M. R. (2019). How long does a knee replacement last? A systematic review and meta-analysis of case series and national registry reports with more than 15 years of follow-up. The Lancet, 393(10172), 655 - 663.
- Expert Advice on Bilateral Knee Replacement by Geoffrey H. Westrich, MD(https://www.hss.edu/conditions_expert-advice-on-bilateral-knee-replacement.asp)
- Giangarra, C. E., & Manske, R. C. (2017). Clinical Orthopaedic Rehabilitation: A team approach (4th ed.). Elsevier.
- Harato K, Yoshida H, Kobayashi S, Otani T. Effects of intraoperative joint gap balancing on postoperative knee function in total knee arthroplasty. J Rehabil Med. 2018;50(3):280 - 286.doi:10.2340/16501977-2294
- Hirschmann, M. T., & Becker, R. (Eds.). (2015). The Unhappy Total Knee Replacement. Springer.
- Judd DL, et al.Am J Phys Med Rehabil2012 Mar; 91(3): 220-6; quiz 227-30.
- Katyal Shveta / Indian Journal of Physiotherapy and Occupational Therapy. April - June 2010, Vol. 4, No. 2.
- Katz MM, Hungerford DS. "Reflex sympathetic dystrophy affecting the knee." J

- Bone Joint Surg Br. 1987 Sep;69(5):797–803.
- Kendall MC, Cohen AD, Principe-Marrero S, Sidhom P, Apruzzese P, De Oliveira G. Spinal versus general anesthesia for patients undergoing outpatient total knee arthroplasty: a national propensity matched analysis of early postoperative outcomes. BMC Anesthesiol. 2021 Sep 15;21(1):226. doi: 10.1186/s12871-021-01442-2. PMID: 34525959; PMCID: PMC8442468.
- Kim DH, Lee JH, Yu SM, An CM. The Effects of Ankle Position on Torque and Muscle Activity of the Knee Extensor During Maximal Isometric Contraction. J Sport Rehabil. 2020 Jan 1;29(1):37-42. doi: 10.1123/jsr.2018-0145. PMID: 30526239.
- Kim JH, Kim HJ, Lee DH. Stiffness after total knee arthroplasty: Prevalence, risk factors, and outcomes. J Arthroplasty. 2004;19(8):1213–1218. doi:10.1016/j.arth.2004.04.011
- Kim, S. J., & Post, Z. D. (2019). Preoperative Weight Loss for Obese Patients Undergoing Total Knee Arthroplasty: Does a Target Percentage Exist? The Journal of Arthroplasty, 34(11), 2505–2509. https://doi.org/10.1016/j.arth.2019.05.021
- Kobayashi A, Higuchi H, Terauchi M, Kobayashi F, Kimura M, Takagishi K. Muscle performance after anterior cruciate ligament reconstruction. International Orthopaedics. 2004;28(1):48-51.
- Krause FG, Durnin CW, Schemitsch EH. "Reflex sympathetic dystrophy after total knee arthroplasty: a case-control study." Clin Orthop Relat Res. 2001;(392):245-253.
- Kutzner I, Richter A, Gordt K, Dymke J, Damm P, Duda GN, Günzl R, Bergmann G. Does aquatic exercise reduce hip and knee joint loading? In vivo load measurements with instrumented implants. PLoS One. 2017 Mar 20;12(3):e0171972. doi: 10.1371/journal.pone.0171972. PMID: 28319145; PMCID: PMC5358747.
- Lei C, Chen H, Zheng S, Pan Q, Xu J, Li Y, Liu Y. The efficacy and safety of hydrotherapy in patients with knee osteoarthritis: a meta-analysis of randomized controlled trials. Int J Surg. 2024 Mar 1;110(3):1711-1722. doi: 10.1097/JS9.0000000000000962. PMID: 38051935; PMCID: PMC10942168.
- Lo GH, Richard MJ, Kriska AM, McAlindon TE, Harkey M, Rockette-Wagner

- B, Eaton CB, Hochberg MC, Kwoh CK, Nevitt MC, Bhakta PB, McLaughlin CP, Driban JB. Bicycling over a Lifetime Is Associated with Less Symptomatic Knee Osteoarthritis: Data from the Osteoarthritis Initiative. Med Sci Sports Exerc. 2024 Sep 1;56(9):1678-1684. doi: 10.1249/MSS.0000000000003449. Epub 2024 Apr 11. PMID: 38600648; PMCID: PMC11326993.
- Luan L, Bousie J, Pranata A, Adams R, Han J. Stationary cycling exercise for knee osteoarthritis: A systematic review and meta-analysis. Clin Rehabil. 2021 Apr;35(4):522-533. doi: 10.1177/0269215520971795. Epub 2020 Nov 10. PMID: 33167714.
- Ma, X., Zhang, Y., Li, J., Wang, L., & Chen, Z. (2024). Risk factors, diagnosis, and treatment strategies for prosthetic joint infection after total knee arthroplasty: A review. Journal of Orthopaedic Surgery and Research, 19(649).
- Nagi ON, Nicholas A, et al. Range of motion requirements for activities of daily living after total knee arthroplasty. Clin Orthop Relat Res. 2005; 436:177 – 182. doi:10.1097/01.blo.0000165820.23917.6e
- Parvizi J, et al. "Management of stiffness following total knee arthroplasty." J Bone Joint Surg Am. 2006;88(Suppl 4):175-181.
- Peishun C, Yu M, Yanjun L, Hua G, Hongli G, Wanrong Z. Effects of high-intensity interval exercise training on knee health and articular cartilage volume in patients with obesity: A comparative study between bicycle and treadmill groups. J Bodyw Mov Ther. 2024 Oct;40:472-475. doi: 10.1016/j.jbmt.2024.04.053. Epub 2024 May 4. PMID: 39593628.
- Rantasalo, M. T., Palanne, R. A., Saini, S., Vakkuri, A. P., Madanat, R., & Noora, S. K. (2022). Postoperative pain as a risk factor for stiff knee following total knee arthroplasty and excellent patient-reported outcomes after manipulation under anesthesia. Acta Orthopaedica, 93, 419 – 424. https://doi.org/10.2340/17453674.2022.2272
- Ritter MA, Harty LD, Davis KE, Meding JB, Berend ME, Pierson JL, Malinzak RA. Predicting range of motion after total knee arthroplasty: Preoperative determinants. Clin Orthop Relat Res. 2003;(416):1 – 7.

- Rodríguez-Merchán EC. The stiff total knee arthroplasty: causes, treatment modalities and results. EFORT Open Rev. 2019 Oct 7;4(10):602-610. doi: 10.1302/2058-5241.4.180105. PMID: 31754466; PMCID: PMC6836076.
- Schiavone Panni A, Cerciello S, Vasso M, Tartarone M. Stiffness in total knee arthroplasty. J Orthop Traumatol. 2009 Sep;10(3):111-8. doi: 10.1007/s10195-009-0054-6. Epub 2009 Jul 7. PMID: 19582368; PMCID: PMC2744731.
- Serrano, R. A., Bohl, D. D., Della Valle, C. J., & Sporer, S. M. (2018). Impact of diabetes on infection risk after total joint arthroplasty: a meta-analysis. The Bone & Joint Journal, 100-B(1), 11-17. https://doi.org/10.1302/0301-620X.100B1.BJR-2017-0402.R1
- Singh, J. A., & Cleveland, J. D. (2017). Preoperative Weight Loss in Obese Patients Undergoing Total Joint Arthroplasty: A Systematic Review and Meta-analysis. The Journal of Arthroplasty, 32(11), 3514-3522.e2. https://doi.org/10.1016/j.arth.2017.06.012
- Spector TD, Cicuttini F, Baker J, Loughlin J, Hart D. Genetic influences on osteoarthritis in women: a twin study. BMJ 1996;312:940-943.
- Teichtahl, A.J., Wluka, A.E., Wijethilake, P. et al. Wolff's law in action: a mechanism for early knee osteoarthritis. Arthritis Res Ther 17, 207 (2015).
- The Unhappy Total Knee Replacement. A Comprehensive Review and Management Guide 2015 Springer.
- Vitalis, L., Russu, O., Zuh, S., & Pop, T. S. (2021). Recommendations for Sport and Physical Activity after total Hip and Knee Arthroplasty: A Systematic Review.Acta Medica Transilvanica, 26(1), 63-66.
- Wall BT, Dirks ML, Snijders T, Senden JM, Dolmans J, vanLoon LJ.Substantial skeletal muscle loss occurs during only 5 days of disuse.Acta Physiol (Oxf). 2014; 210(3): 60011.
- Wang, L., Lee, J., Zhang, C. R., & Wang, Q. C. (2019). The effect of preoperative exercise on outcomes after total knee arthroplasty: a systematic review and meta-analysis. BMC Musculoskeletal Disorders, 20(1), 113. https://doi.org/10.1186/s12891-019-2475-4

- Wei C, Zhang X, Dong M, Lei B, Zhao J, Xi X, Zhao S, Zhou B. Risk Factors for Postoperative Knee Stiffness in Patients with Anteromedial Knee Osteoarthritis Undergoing Unicompartmental Knee Arthroplasty with Cemented Prostheses: A Short-Term, Retrospective, Case-Control Study. Med Sci Monit. 2023 Nov 25;29:e942440. doi: 10.12659/MSM.942440. PMID: 38006202; PMCID: PMC10685645.
- Xu Y, Wu J, Jiang Q, Lv Y, Pu S, Li C, Du D. Prediction of the Efficacy of Lumbar Sympathetic Block in Patients with Lower Extremity Complex Regional Pain Syndrome Type 1 Based on the Sympathetic Skin Response. Pain Ther. 2023 Jun;12(3):785-796. doi: 10.1007/s40122-023-00499-w. Epub 2023 Apr 4. PMID: 37014620; PMCID: PMC10199976.
- https://m.dongascience.com/news.php?idx=61907 (의학사로 보는 세상 - 의학이 발전할수록 질병도 발전한다)
- https://m.health.chosun.com/svc/news_view.html?contid=2021120500499
- https://www.brownhealth.org/be-well/hip-and-knee-replacement-patients-are-getting-younger

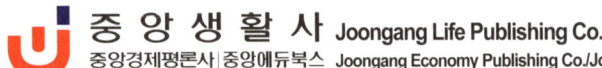

중앙생활사는 건강한 생활, 행복한 삶을 일군다는 신념 아래 설립된 건강·실용서 전문 출판사로서
치열한 생존경쟁에 심신이 지친 현대인에게 건강과 생활의 지혜를 주는 책을 발간하고 있습니다.

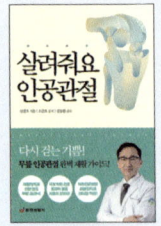

살려줘요 인공관절

초판 1쇄 인쇄 | 2025년 9월 15일
초판 1쇄 발행 | 2025년 9월 25일

지은이 | 신경호(KyoungHo Shin)
펴낸이 | 최점옥(JeomOg Choi)
펴낸곳 | 중앙생활사(Joongang Life Publishing Co.)

대   표 | 김용주
기   획 | 백재운
책임편집 | 정은아
본문디자인 | 박근영

출력 | 삼신문화   종이 | 한솔PNS   인쇄 | 삼신문화   제본 | 은정제책사

잘못된 책은 구입한 서점에서 교환해드립니다.
가격은 표지 뒷면에 있습니다.

ISBN 978-89-6141-333-6(03510)

등록 | 1999년 1월 16일 제2-2730호
주소 | ⓔ04590 서울시 중구 다산로20길 5(신당4동 340-128) 중앙빌딩
전화 | (02)2253-4463(代)   팩스 | (02)2253-7988
홈페이지 | www.japub.co.kr   블로그 | http://blog.naver.com/japub
네이버 스마트스토어 | https://smartstore.naver.com/jaub   이메일 | japub@naver.com

♣ 중앙생활사는 중앙경제평론사·중앙에듀북스와 자매회사입니다.

Copyright ⓒ 2025 by 신경호

이 책은 중앙생활사가 저작권자와의 계약에 따라 발행한 것이므로 본사의 서면 허락 없이는
어떠한 형태나 수단으로도 이 책의 내용을 이용하지 못합니다.

도서주문 | www.japub.co.kr   전화주문: (02) 2253 - 4463
https://smartstore.naver.com/jaub   네이버 스마트스토어

중앙생활사/중앙경제평론사/중앙에듀북스에서는 여러분의 소중한 원고를 기다리고 있습니다. 원고 투고는 이메일을
이용해주세요. 최선을 다해 독자들에게 사랑받는 양서로 만들어드리겠습니다. 이메일 | japub@naver.com